U0720955

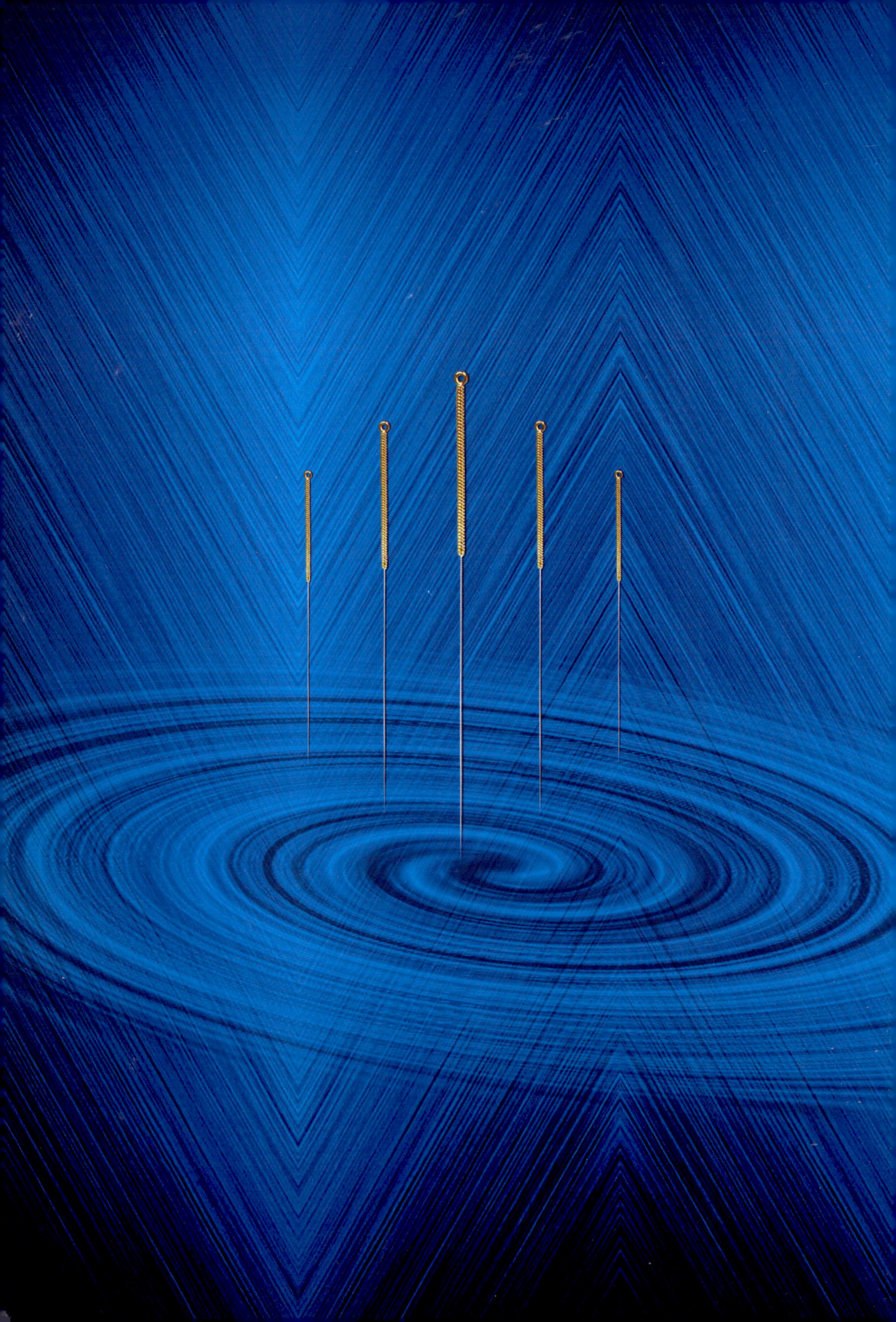

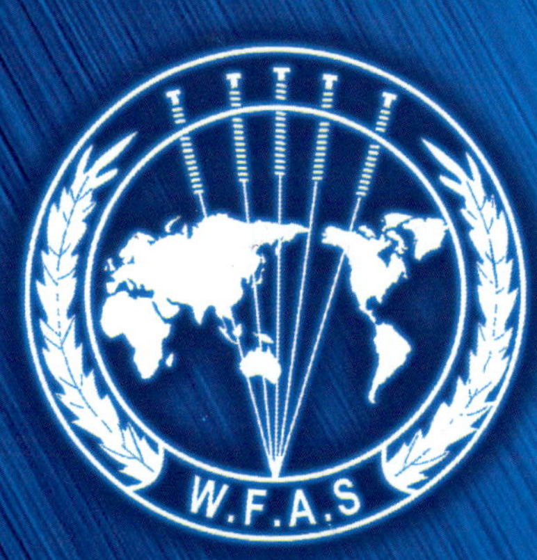


世界针灸学会联合会

世　针　堂

国际针灸教育与科普系列丛书

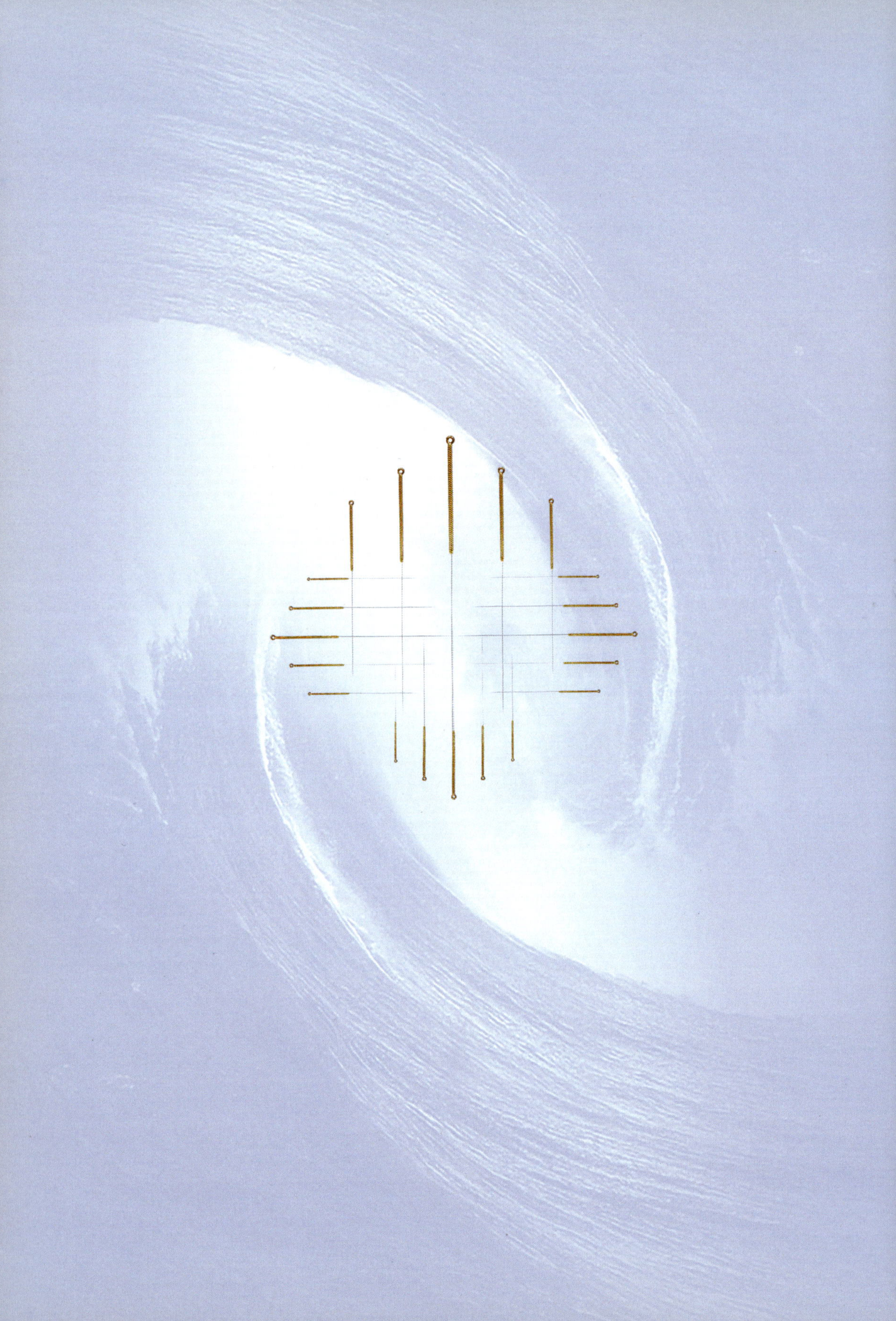

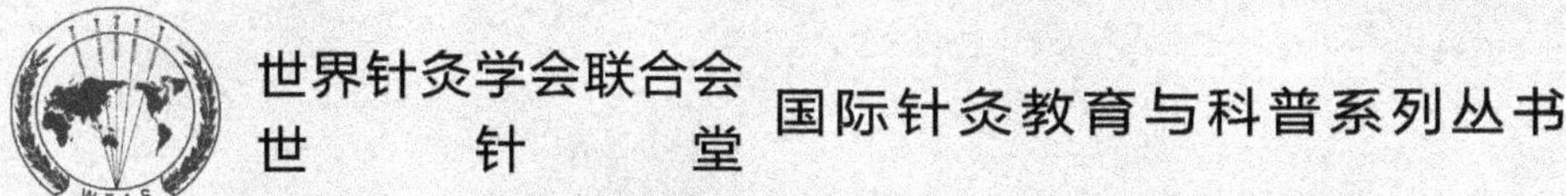

世界针灸学会联合会
世　针　堂
国际针灸教育与科普系列丛书

# 实用推拿技能教程


总 主 编　刘保延

执行主编　杜元灏　王宏才　雷正权

主　　审　贾成文　王强虎


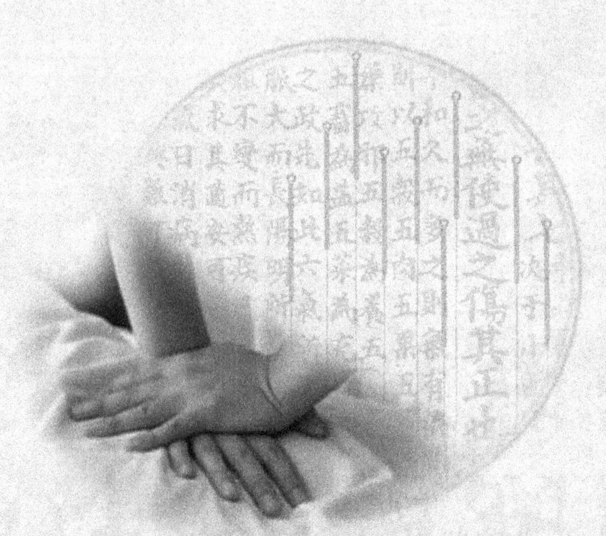


西安交通大学出版社
XI'AN JIAOTONG UNIVERSITY PRESS

**图书在版编目(CIP)数据**

实用推拿技能教程 / 刘保延总主编. —西安 :西安交通大学出版社,2017.8
(国际针灸教育与科普系列丛书)
ISBN 978-7-5693-0087-1

Ⅰ. ①实… Ⅱ. ①刘… Ⅲ. ①推拿—教材
Ⅳ. ①R244.1

中国版本图书馆 CIP 数据核字(2017)第 216058 号

**书　　名** 实用推拿技能教程
**总 主 编** 刘保延
**责任编辑** 郅梦杰　秦金霞

**出版发行** 西安交通大学出版社
(西安市兴庆南路 10 号　邮政编码 710049)
**网　　址** http://www.xjtupress.com
**电　　话** (029)82668502　82668805(医学分社)
(029)82668315(总编办)
**传　　真** (029)82668280
**印　　刷** 虎彩印艺股份有限公司

**开　　本** 720mm×1000mm　1/16　**印张** 19.5　**彩页** 2　**字数** 179 千字
**版次印次** 2017 年 11 月第 1 版　2017 年 11 月第 1 次印刷
**书　　号** ISBN 978-7-5693-0087-1
**定　　价** 78.00 元

读者购书、书店添货、如发现印装质量问题,请与本社发行中心联系、调换。
订购热线:(029)82665248　(029)82665249
投稿热线:(029)82668502
读者信箱:medpress@126.com

# 国际针灸教育与科普系列丛书编委会

张　颖　张占伟　张沛烨　张夏菲　张晶晶
陆青娜　邵　飞　辛　捷　范永红　范圣华
郅梦杰　周　勇　庞　博　郑召善　郑佩峰
郑真真　孟凡光　赵　颖　赵文娟　赵丽娟
郝汇睿　胡亚才　姜　伟　姜　涛　姜桂玲
秦金霞　贾蓝羽　徐梦瑶　高　桃　郭泉泉
陶晓雯　黄　凤　黄　璐　盛培怡　韩月宇
雷舒扬　解　梅　臧金凤　翟　煦　魏小维

**主　审**　贾成文　王强虎

**总策划**　陈云天

# 序言

针灸起源于中国,“是中医方面精华之精华”,已经在180多个国家得到不同程度的应用,是我国传统医药在国际上应用最为广泛的疗法之一。2010年“中医针灸”被联合国教科文组织列入“世界非物质文化遗产代表作名录”,成为人类文明财富的重要组成部分。世界针灸学会联合会成立30年来,一直将推动针灸的国际传播和安全有效的使用作为自己的宗旨,得到将近60个国家200多个团体会员的积极响应。近些年来,在中国“一带一路”倡议的鼓舞下,世界针灸学会联合会在“一带一路”的沿线国家,通过“针灸风采行”等活动,开展学术交流、针灸健康讲座,开展义诊,以及与当地医药管理部门、医学组织、大学研究机构寻求合作,促进针灸与当地的传统医药及现代医学相结合、优势互补,推动针灸进入主流医学体系,推动针灸取得合法的地位,这些活动得到了大家的积极响应。

中医针灸不只是一种疗法,而且是一种有系统理论的医学体系,她所承载的文化理念,强调“天人合一”的文化内涵,强调利用针灸调动人体自身防病抗病体系，维持人体“稳态”，维护人的健康。中医针灸文化是促进医学目的、医学模式转变的有力支撑，是促进从“疾病治愈向健康维护”转化的强有力工具。她可以在全人群、全生命周期的健康促进中发挥巨大作用。我们也清楚地看到，目前对针灸在养生保健、疾病治疗、机能康复等领域的作用，很多人还知之甚少，如何更好地弘扬中医针灸文化，让世界了解中医针灸，使其造福人类健康，中医针灸在世界范围内的普及提高还任重道远！

作为世界针灸学会联合会成立30年庆祝活动的内容之一，由世界针灸学会联合会、世针堂的有关专家牵头，组织陕西中医药大学、天津中医药大学、中国中医科学院等专家，在西安交通大学出版社的支持下，组织编写了此套以教育及科普为主的丛书，内容涵盖了针灸基础、穴位标准、单穴运用、针灸治疗、针灸案例、拔罐技能、推拿技能、艾灸技能、刮痧技能、针灸与养生等。同时采用“纸媒＋互联网”的新媒体结合的传播方式，将线上学习和线下的互动相结合，以期让更多的人了解针灸、体验针灸，让针灸为人类健康做出更大贡献。

刘保延

世界针灸学会联合会主席

中国针灸学会会长

2017年10月24日

# 前言

针灸是人类对自然医学保健认识及实践的一种优秀的表达体系，是富含华夏智慧与神韵的医疗手段，迄今仍保持着活力并为世界人们所珍重，成为中华文化与文明的载体之一。现有文献显示，自从两千多年前扁鹊针灸治疗虢太子尸厥起，针灸就以其“神奇”的魅力护佑着人类的健康，并逐渐向外传播而获得了许多国家与地区的接受和认可。近年来，针灸在国际社会的影响力日益彰显，2010 年 11 月，中医针灸被列入联合国教科文组织“人类非物质文化遗产代表作名录”；2014 年，世界卫生组织（WHO）“2014—2023 年传统医学战略”的制定，标志着中医针灸已成为全球“卫生服务中一个重要的组成部分”。

针灸的国际化发展成果是一代代针灸人努力推动针灸医学与文化不断传播的结果。向世界传播针灸也是世界针灸学会联合会的目标。今年是世界针灸学会联合会（以下简称“世界针联”）成立 30 周年，中国“三十而立”的古语，意味着一个发展的节点。30 年前，在中国、日本、澳大利亚及韩国等

8 个国家的倡议下，在世界卫生组织的支持下，一个代表全球数十万针灸工作者共同利益的国际组织在中国北京诞生了。世界针联的成立标志着世界针灸发展进入了一个新的时期。30 年过去了，中国和世界的针灸格局发生了巨大的变化。如今，中国针灸已穿透了不同的文化背景，在 183 个国家和地区得到了实际的运用和传播。

针灸已成为世界卫生资源的重要组成部分，在国际上的法律地位日趋上升，在卫生、经济、文化等领域的角色重要性日渐凸显，成为名副其实的中国名片。世界针联 30 年来致力于把这张中国名片打造为世界名片。为此，世界针联在建设国际针灸交流平台，促进针灸立法，推进针灸规范化、标准化，普及针灸知识，提高针灸从业人员素质等方面做出了卓有成效的贡献。世界针联的努力得到了包括中国政府以及国际社会的普遍关注。1998 年世界针联与世界卫生组织建立了非政府正式关系，2010 年世界针联与国际标准组织（ISO）建立了 A 级联络关系。

世针堂为世界针联的一个针灸服务平台和品牌，致力于针灸的推广和传播。为庆祝世界针联的 30 岁生日，也为了更好地向世界传播针灸知识，世针堂精心组织近年来在针灸教育及科普传播方面有一定建树的专家，以近年来针灸医学发展的成果为基础编撰了本套针灸教育及科普系列丛书。

本套丛书包括针灸基础、针灸穴位标准、单穴运用、针灸治疗、针灸案例、拔罐技能、推拿技能、艾灸技能、刮痧技能、针灸与养生等，均为针灸传播中的热点内容，兼顾教材与科普、专业与非专业，力图打造一个适合不同读者群的针灸传播符号。

另外，随着互联网技术在世界范围内的快速发展，世针堂也力图就针灸教育与科普传播方式进行创新，探索利用“纸媒 + 互联网”优势传播针灸的新方式，运用“互联网＋”技术（由于时间关系目前仅在《实用针灸基础学教程》中应用）呈现针灸穴位的定位与操作方法。这一尝试抑或可以引导我们今后的针灸出版传播工作。此外，本套丛书将紧密地与互联网平台结合，不论是电子版阅读，还是线上针灸课程的开展，我们将充分展现本套书所表现的针灸价值。

由于时间关系，不足之处在所难免，期望读者给予指正。最后特别感谢陕西中医药大学针灸推拿学院各位教授的大力支持，感谢参与本丛书的各位专家的努力和无私奉献以及西安交通大学出版社为本书出版所做的艰辛工作。

《国际针灸教育与科普系列丛书》编委会

2017 年 10 月 18 日

# 目录

Contents

CHAPTER ONE　第一章

# 推拿疗法基础

## 第一节 推拿与推拿学

推拿又有按摩、踩跷、按跷、挢引、案扤诸称号。推拿，作为一种非药物的自然疗法、物理疗法由来已久，有学者赞之为“元老医术”。推拿通常是指医者运用自己的双手作用于病患的体表、受伤的部位、不适的所在、特定的腧穴（又称穴位）、疼痛的地方，具体运用推、拿、按、摩、揉、捏、点、拍等形式多样的手法，可疏通经络、行气活血、化瘀止痛，以扶正祛邪、调和阴阳，从而达到治疗疾病的目的。由于方法简便无副作用，治疗效果良好，所以几千年来在我国不断地得到发展、充实和提高。推拿之名首先见于我国的明代，当时的小儿推拿专著如龚云林的《小儿推拿方脉活婴秘旨全书》、周于蕃的《小儿推拿秘诀》等就采用了推拿这一名称。

推拿学是研究用推拿疗法治疗疾病的一门系统科学，主要研究推拿治疗疾病的作用原理、治疗方法、适用范围等。推拿学是中医学的重要组成部分之一，为中医学理论体系的建立积累了丰富的资料。早在先秦两汉时期成书的两部医学巨著《黄帝内经》（简称《内经》，包括《素问》与《灵枢》两部分）和《黄帝岐伯按摩》（已佚）反映当时推拿独特的治疗体系已经形成。在这两部医著中,推拿所占比重之大,可以看出推拿在中医学中的重要地位。

## 第二节　推拿疗法发展简史

### 一、推拿的起源

推拿是人类最古老的一门医术，推拿起源可能源于人类的自我防护本能。原始社会，人类在繁重而艰苦的生产劳动过程中，经常发生损伤和病痛，会不自觉地用手抚摸伤痛局部及其周围部位，当这种抚摸使疼痛减轻后，智慧的先人就从体会中积累了经验，由自发的本能行为发展到自觉的医疗行为，再经过不断的总结、提高，就成为一门古代的推拿医术。现代有学者对此根据古代殷商地处中央，又对照《素问·异法方宜论》导引按跷从中央来的说法，提出按摩之法是殷人发明的。

### 二、推拿的发展

**1. 先秦、两汉时期**

两千多年前，我国的医学著作就较完整地记载了推拿防治疾病的方法。据《汉书·艺文志》所载，当时已有我国历史上第一部推拿专著《黄帝岐伯按摩十卷》。而《黄帝内经》作为我国现存最早，且比较全面、系统阐述中医学理论体系的古典医学巨著,亦有不少有关推拿的记载。其中提出"导引按矫者,亦从中央出也"(《素问·异法方宜论》)。现代有人考证指出,"中央"是指河南洛阳一带,也可能洛阳即是我国推拿发源地。《内经》中还列出了推拿的适应范围,分析了什么病症推拿可治,什么病症推拿无益,什么病症推拿会加剧病情的不同情况(《素问·举病论》和《素问·玉机真藏论》),介绍了两种推拿工具,即圆针和鍉针(《灵枢·九针十二原》)。

古代推拿,还应用于抢救。《周礼注疏》一书中描述了春秋战国时期,名医扁鹊运用推拿等方法成功地抢救了尸厥病人一事。尤其突出的是,秦汉时代已科学地应用体外心脏按压,抢救自缢死者。东汉名医张仲景在《金匮要略》介绍"救自缢死"方法中载:"徐徐抱解,不得截绳,上下安被卧之。一人以脚踏其两肩,手少挽其发,常弦弦勿纵之;一人以手按揉胸上,数动之,一人摩捋臂胫,屈伸之,……此法最善,无不治也。"

古代在推拿手法操作时,已注意与其他方法的结合。如《史记·扁鹊仓公列传》记载了汉代淳于意以寒水推头治疗头痛、身热、烦满等症;《金匮要略》中提到,对四肢重滞的患者可用导引、吐纳、针灸、膏摩等法治疗。其中膏摩,即是将药煎成膏剂,涂在患处进行按摩。用"寒水"作介质进行推,以药膏作介质进行摩,都是加强两者的作用。

**2. 魏晋南北朝时期**

在我国历史上动乱的魏晋时期,有不少将推拿应用于抢救的记载。如葛洪在《肘后救卒方》中记载治卒心病方："闭气忍之数十度，并以手大指按心下宛宛中取愈。"治卒腹痛方："使病人伏卧，一人跨上，两手抄举其腹，令病人自纵重轻举抄之，令去床三尺许便放之，如此二七度止，拈取其脊骨皮，深取痛引之，从龟尾至顶乃止，未愈更为之。"治卒腹痛方所介绍的"拈取其脊骨皮，深取痛引之"的方法，可谓是最早的捏脊法(推拿方法之一)。

**3. 隋唐时期**

隋唐时期，推拿已发展为一门独立的学科。如隋代所设置的全国最高的医学教育机构——太医署，有按摩博士的职务；唐代的太医署所设置的四个医学部门中就有按摩科，其按摩博士在按摩师和按摩工的辅助下，教授按摩生"导引之法以除疾，损伤折跌者正之"。推拿作为一门独立的学科，其学术发展在这个时期的特点：一是推拿已成为骨伤病的普遍治疗方法，不仅适应于软组织损伤，而且对骨折、脱位也应用推拿手法整复。二是推拿疗法渗透到内、外、儿诸科。《唐六典》中载有按摩可除风、寒、暑、湿、饥、饱、劳、逸，并曰："凡人肢节脏腑积而疾生，宜导而宣之，使内疾不留，外邪不入。"《千金要方》作者孙思邈尤推崇按摩疗法应用于小儿疾病，认为小儿"鼻塞不通有涕出""夜啼""腹胀满""不能哺乳"等病症，都可用按摩治疗。三是推拿广泛地被应用于防病养生。自我推拿，又称之为导引，得到充分的发展。如隋代的《诸病源候论》全书50卷中几乎每卷都附有导引按摩法。唐代医学家孙思邈在《千金要方》中详细介绍的"婆罗门按摩法"和"老子按摩法”都是自我推拿、自我锻炼的方法。在当时，导引是包含在推拿学科范围内的。四是膏摩盛行。膏剂种类很多，有莽草膏、丹参膏、乌头骨、野葛膏、苍梧道士陈元膏、木防己膏等，可根据不同病情选择应用。孙思邈还在《千金要方》中指出：“小儿虽无病，早起常以膏摩囟上及手足心，甚辟寒风。”

隋唐时期，我国对外交流比较活跃。医史界一般认为，我国推拿在唐代开始传到日本，同时，国外的推拿方法也流入到我国。如《千金要方》中介绍“婆罗门按摩法”，“婆罗门”即是古印度，说明与我国同样具有古代文明的印度，很早就与我国有推拿学术交流活动。唐以后，推拿作为一门独立的学科，其学术体系在发展中不断丰富和完善。

4. **宋、金、元时期**

宋、金、元时期，虽然国家医学机构中没有设置推拿专科，但这个时期，推拿的发展还是令人瞩目的。推拿的学术发展标志主要体现在，推拿作为一种治疗方法，广泛地应用于临床各科，并在此基础上产生了丰富的诊疗理论，使推拿治疗作用的认识得到不断深化。宋代的大型医学著作《圣济总录》中明确地提出：对按摩手法要进行具体分析，而后才能正确认识按摩的作用和在临床应用。宋代还运用按摩催产，如宋医庞安时用按摩法催产获得“十愈八九”的效果。金代创立“攻邪论”的张从正在《儒门事亲》一书中，认为按摩也具有汗、吐、下三法的作用，对推拿的治疗作用，提出了新的见解。据《宋史·艺文志》记载，宋代有《按摩法》和《按摩要法》各一卷，惜已亡佚。

5. **明代**

明代，太医院设十三医科进行医学教育。推拿成为医术十三科之一。推拿在当时的发展，有两个显著的特点：一是“按摩”之名开始有“推拿”之称；二是形成了小儿推拿的独特体系。小儿推拿不是单纯推拿诊治方法在小儿疾病中的简单应用，而是在理论、手法、穴位上都渐趋成熟且独具儿科特色的一种推拿方法。

明代起，按摩又称推拿的原因，可能与小儿推拿的发展有关。这一时期有不少小儿推拿专著问世。《小儿按摩经》被收录于杨继洲的《针灸大成》一书中，作者仅说是“四明陈氏”，该书是我国现存最早的推拿专著。《小儿推拿方脉活婴秘旨全书》又名《小儿推拿秘旨》和《小儿推拿方脉全书》，系龚云林撰著。该书刊于万历三十二年(1604 年)，其中内容除一部分取材于钱乙的《小儿药证直诀》外，其余都是作者的经验和见解的记录。全书分二卷，卷一所述以推拿治法为主，卷二主要为药物治疗。此书的特点是：主要以歌诀形式写成，易懂，易记，易于传播；既是一部较早较丰富的推拿专书，又是一部儿科医籍；既可供医家临证之用，也可供病家学习使用。《小儿推拿秘诀》又名《推拿仙术》，为周于蕃所撰，完成于万历三十三年(1605 年)。书中详细介绍了“身中十二拿法”的穴位和功效；绘有周身穴图；在治疗部分，则介绍了用葱姜汤推，用艾绒敷脐，用葱捣细捏成饼敷穴位等法。明代薛己撰的《正体类要》，是一部骨伤科疾病的诊疗著作，重视内外治并重。在外治法中，介绍了正骨手法十九条。这是推拿手法治疗骨伤疾病的总结，对后世正骨推拿的发展有一定的影响。

### 6. 清代

清代后，医学分科数度变动，推拿仍没有成为专科，但推拿无论在临床实践中，还是在理论总结上仍得到了一定的发展。首先是儿科杂病临床应用的发展。17 世纪 70 年代（康熙年间），熊运英编撰的《小儿推拿广意》，对前人的推拿论述与经验进行了比较全面的总结，在详细介绍推拿疗法时，收录了不少小儿病症的内服方剂，具有较大的实用价值。张振鋆的《厘正按摩要术》在《小儿推拿秘诀》一书基础上增补了一些新的内容，书中所介绍的“胸腹按诊法”为其他医书所少见。此外，还有不少小儿推拿专著，如骆如龙的《幼科推拿秘书》、钱怀邨的《小儿推拿直录》、夏云集的《保赤推拿法》等，都是小儿推拿实践和理论的总结。其次是，以骨伤科疾病为对象的正骨推拿已形成其相对独立的学科体系。《医宗金鉴·正骨心法要旨》对正骨推拿手法总结了“摸、接、端、提、按、摩、推、拿”八法；提出了手法操作的要领；对骨折、脱位的手法诊治意义，不仅提出有整复作用，而且指出了有康复价值。第三是，作为中医外治法之一的推拿，与其他外治法和药物疗法，在临床应用中相互补充，相互结合。吴尚先所著《理瀹骈文》（1864 年），是清代外治法中成就最大最有影响的一部著作。该书将推拿、针灸、刮痧等数十种疗法列为外治方法，并介绍将药物熬膏，或敷，或擦，或摩，或浸，或熨，或熏的方法，这使古代的膏摩、药摩得到了较大的发展。

### 7. 新中国成立后

新中国成立后，推拿学科有了显著的发展。1956 年上海成立了中国第一所推拿专科学校——上海中医学院附属推拿学校，1958 年在上海建立了国内第一所中医推拿门诊部，通过设科办校，培养了一大批推拿专业的后继人才，继承和整理了推拿的学术经验。20 世纪 60 年代初中期，推拿疗法在临床中得到广泛应用，并整理出版了推拿专业教材和专著，开展了推拿的实验观察和文献研究。20 世纪 70 年代后期和 80 年代中，推拿作为一种无创伤、非介入性的自然疗法，被国内外医学界有识之士重新认识。高等中医院校正式设置推拿专业，如上海中医学院针灸推拿系于 1982 年招收本科生，培养推拿高级中医师，1985 年上海中医学院还招收了第一批推拿硕士研究生；全国的医疗机构、康复（保健）机构，普遍设立推拿（按摩）科，推拿被更为广泛地应用到临床各科；1987 年在上海成立了全国性的推拿学术团体——中华全国中医学会推拿学会；推拿的实验研究也不断地深入；尤其突出的是，中医推拿特色标志之一的学术流派，得到了充分的继承和发扬。

20 世纪 70 年代后期以来，中国推拿与国外进行了广泛的交流。中国推拿学者出国讲学、医疗，赢得了国外的好评。同时，不少国家和地区也派人来中国学习中医推拿，且人员日益增多。

当代，生物医学模式正在发展到生物心理社会医学模式。由于疾病谱的变化，人们治疗疾病的方法正在从偏重于手术和合成药物，向重视自然疗法和非药物治疗转变；在科学发展的新时代，学科之间相互渗透。在这样的背景和条件下，传统而古老的中国推拿学得到了充分的发展，推拿事业将进入一个崭新的时期。

## 第三节　推拿疗法作用原理

### 一、推拿的基本作用

大量临床实践和基础研究发现，推拿手法主要通过"穴位—经络—脏腑"或"经筋—关节"途径产生作用。

**1. 疏通经络**

经络遍布全身，是人体气、血、津液运行的主要通道。它内属脏腑，外络于肢节、孔窍、皮毛、筋肉、骨骼，通达表里，贯串上下，像网络一样将人体各部分联系成一个有机的整体，经络具有"行气血而营阴阳，濡筋骨，利关节"之功能，使人体各部能够保持正常的功能活动。当经络正常的生理功能发生障碍时，外使皮、肉、筋、脉、骨失养不用，内在五脏不荣、六腑不运，此时如运用推拿手法可疏通经络，从而调节机体病理状态，则百脉畅通、五脏安和，达到治疗目的。所谓"经脉所过，主治所及"，故《素问·血气形志》载："形数惊恐，经络不通，病生于不仁，治之以按摩醪药。"

**2. 调整脏腑**

脏腑是化生气血，通调经络，主持人体生命活动的主要器官。脏腑功能失调后，所产生的病变，通过经络传导反应在外，如有精神不振、情志异常、食欲改变、二便失调、汗出异常、寒热、疼痛以及肌强直等异常表现，即所谓“有诸内，必形诸外”。推拿是通过手法刺激相应的体表穴位、痛点，并通过经络的连属与传导作用，对内脏功能进行调节，达到治疗疾病的目的，如按揉脾俞穴、胃俞穴可调理脾胃，缓解胃肠痉挛，止腹痛。

临床实践表明，不论是阴虚、阳虚，还是阴盛、阳亢，也不论是虚证或实证、寒证或热证，只要在相应的穴位、部位上选用相应的推拿手法进行治疗，均可得到不同程度的调整，如肾阳不足可用擦命门穴达到温补肾阳的作用；肝阳上亢者可用强刺激点按太冲穴，达到平肝潜阳的作用。这些说明推拿对脏腑功能具有良好的调节作用。

**3. 行气活血**

气血是构成人体和维持人体生命活动的基本物质，是脏腑、经络、组织器官进行生理活动的基础。气具有温煦和推动作用，血具有营养和滋润作用。气血周流全身运行不息，促进人体的生长发育和新陈代谢。人体一切疾病的发生、发展，无不与气血相关。气血调和能使阳气温煦，阴精滋养；气血失和则皮肉筋骨、五脏六腑均失去濡养，以致脏腑组织等人体正常的功能活动发生异常，而产生一系列的病理变化。《素问·调经论》载：“血气不和，百病乃变化而生……”

推拿促进气血运行的作用，主要是通过手法在体表经穴、部位的直接刺激，而使局部的毛细血管扩张，肌肉血管的痉挛缓解或消除，经脉通畅,血液循环加快,瘀血消除等来实现的。

4. **理筋整复**

关节的活动可以由于患者的直接或间接或长期劳损等,诸多内外因素而产生一系列的病理变化,包括局部扭挫伤、纤维破裂、肌腱撕脱、关节脱位等病症。推拿治疗后,可以促进局部气血运行,消肿散结,改善新陈代谢。《灵枢·本藏》载:“是故血和则经脉流行,营复阴阳,筋骨劲强,关节清利矣。”运用适当的推拿手法有助于松解粘连,滑利关节,纠正筋结出槽,关节错缝,恢复人体正常的生理功能。

5. **温经散寒止痛**

人体一切疾病的发生发展既与经络、气血、脏腑的功能失常有关,也有外邪之因。《素问·举痛论》载:“寒气客于肠胃之间,膜原之下,血不得散,小络急引,故痛。按之则血气散,故按之痛止”,这段文字反映出推拿可治疗寒邪入侵以致经络不通、气血被阻而产生的病症,体现了推拿具有温经散寒止痛的作用。

## 二、推拿疗法的现代研究

1. **推拿的作用途径**

目前普遍认为,推拿治疗的可能途径包括以下几个方面。

(1)力学效应途径

各种手法作用于人体,其最基本的作用方式就是力学效应。推拿手法使局部组织产生变形,促进组织液从高压区流向低压区,当推拿手法外力撤去后，组织又可恢复初始状态。推拿医师有节律轻重交替的手法力变化，可加速组织内外的物质运动，使毛细血管内外物质交流增强，加强机体有效的新陈代谢。一些运动类手法则通过对患者肢体施以有目的的牵拉、扭转、屈伸及杠杆作用，可产生纠正关节错位、肌腱滑脱等解剖位置异常，松解组织粘连和解除肌肉痉挛等各种效应。

（2）生物效应途径

推拿作用于体表，可引起深浅感觉感受器的兴奋，这些感觉冲动又通过复杂的神经反射，引起一系列功能改变，造成人体各大系统的功能变化，对疾病产生治疗效应。

（3）经络效应途径

经络系统不仅在空间上分布极其广泛，而且具有极其复杂的生理功能，它包括信息传递、防卫免疫、营养代谢和协调平衡等。经络系统在正常状态下保持机体内部的有序性；当这种正常的处理活动被打乱后，人体就会产生疾病。来自穴位、经筋、皮部的手法刺激信号可激发经络系统的调整功能，达到扶正祛邪的治疗目的。

**2. 推拿对人体的影响**

推拿是通过手法作用于人体体表的经络、穴位、特定部位，以调节机体的生理、病理状况来达到治病目的的。各种手法从表面上看是一种机械性力的刺激，但熟练而高超的手法便产生了“功”，这种功是医生根据具体病情，运用各种手法技巧而操作的，一方面直接在人体起着局部治疗作用;另一方面还可以转换成各种不同的能量和信息,通过神经、体液等系统,对人体的神经、循环、消化、泌尿、免疫、内分泌、运动等系统及镇痛机制都有一定的影响,从而治疗不同系统的疾患。

(1)对神经系统的影响

推拿对神经系统有一定调节作用。因手法不同,用力轻重,操作时间长短,施治部位、经穴之不同,都会对神经系统产生各种不同的影响。

手法可通过反射传导途径来调节中枢神经系统的兴奋和抑制过程:例如较强的手法刺激健康人的合谷穴和足三里穴后,发现脑电图中“α”波增强,说明强手法的经穴推拿能引起大脑皮层的抑制;在颈项部施用有节律性的轻柔手法可使受试者脑电图出现“α”波增强的变化,表明大脑皮层的电活动趋向同步化,有较好的镇静作用,可以解除大脑的紧张和疲劳状态。经研究发现,轻柔的推拿手法可降低交感神经的兴奋性,如颈项部用轻柔手法操作后,脑血流量显著增加,故患者常在推拿治疗后感到神清气爽,精神饱满,疲劳消除。

在沿周围神经走行方向实行手法(如按压)时,可使神经暂时失去传导功能,起到局部镇痛和麻醉作用。在缺盆穴处的交感神经星状结处按压,能使瞳孔扩大,血管舒张,同侧肢体皮肤温度升高;按压下腹部和捏拿大腿内侧,可引起膀胱收缩而排尿,尿量增加,机体内的蛋白分解物——尿酸、尿素等同时排出体外,尿中氮的排泄量也随之增加。

手法还具有改变同一节段神经支配的内脏和组织的功能活动,促使其加强或改善的作用,如手法刺激第5胸椎可使贲门括约肌扩张,而刺激第7胸椎则其作用相反。

另外,不同的推拿手法对神经系统的作用也不同,如提、弹、叩击手法起兴奋作用,表面抚摸则起抑制作用。同一手法,若运用的方式不同,如手法频率的快慢,用力轻重,时间长短等,其作用也不同,如轻的、短时间的手法可改善大脑皮层的功能,并通过自主神经反射,调整疲劳肌肉的适应性和营养供求状况;强的、长时间的手法则起相反的效果。

研究认为:推拿手法能取得以上效果,是由于各种推拿手法的刺激部位和治疗穴位,大多分布在周围神经的神经根、神经干、神经节、神经节段或神经通道上。手法的刺激作用,可改善周围神经装置及传导路径,可促使周围神经产生兴奋,以加速其传导反射。同时手法还具有改善局部血液循环,改善局部神经营养状况,促使神经细胞和神经纤维恢复的作用。

(2)对循环系统的影响

推拿手法具有扩张血管,增强血液循环,改善心肌供氧,加强心脏功能,从而对人体的体温、脉搏、血压等产生一系列的调节作用。

对血管的影响:扩张毛细血管各种推拿手法对血管的作用,主要表现在促使毛细血管扩张,使储备状态下的毛细血管开放。实验证明,推拿手法不仅能使毛细血管的开放数量增加,而且直径和容积也扩大,渗透性能有所增强,增加了血流量,改善了肢体循环,因而大大地改善了局部组织的供血和营养。

促进血管网重建:研究发现推拿能促进病变组织血管网的重建。

恢复血管壁的弹性:推拿手法对人体体表组织的压力和所产生的摩擦力,大量地消耗和清除血管壁上的脂类物质,减缓了血管的硬化,对恢复血管壁的弹性,改善血管的通透性能,降低血液流动的外周摩擦力,都具有一定的作用。

对血液循环的影响:加速血液流动推拿手法虽作用于体表,但其压力却能传递到血管壁,使血管壁有节律地被压瘪、复原,复原后受阻的血流骤然流动,使血流旺盛,流速加快。但由于动脉内压力高,不容易压瘪,静脉内又有静脉瓣的存在,不能逆流,故实际上是使血液从小动脉端流向小静脉端的速度得到提高,即微循环受益较大。微循环是血清与组织间进行物质及气体交换的场所,而动脉、静脉只是流通的管道,可见促进微循环内的血液流动,对生命具有重要意义。

降低血液黏稠度:在淤血状态下,血液流速降低,而使血液黏稠度增高,黏稠度的增高又进一步使流速降低,如此恶性循环,终使血液凝集、凝固。推拿手法有节律的机械刺激,迫使血液重新流动及提高血液流速,从而降低了血液黏稠度,使流速与黏稠度之间进入良性循环状态。

对心脏功能的影响:临床发现,手法按揉灵台、神道穴治疗心绞痛,心电图恢复正常者可达33%。手法按揉心俞、肺俞、内关、足三里穴可以治疗心肌炎患者胸闷、心慌等症状。指压腕背阳池穴能治疗房室传导不完全性阻滞而引起的心动过缓。推拿对心脏功能的作用机制，主要是与降低外周阻力，改善冠状动脉供血心肌供氧，减轻心脏负担，改善心脏功能有关。

对血压的影响：推拿后人体肌肉放松，肌肉紧张缓解，引起周围血管扩张，循环阻力降低，从而减轻心脏负担，并通过对神经、血管、血流改变的调节作用，从而影响人体的血压。这种影响表现在降压和升压两个方面。

(3)对消化系统的影响

推拿对消化系统主要有两个方面影响：促使胃肠蠕动速度的加快和力量的加大，从而加快（或延缓）胃肠内容物的运动排泄过程；增强胃肠消化液的分泌，促进对食物的消化吸收过程。

对胃肠蠕动的影响：推拿可使胃肠平滑肌的张力、弹力和收缩能力增强，促进胃肠蠕动。如持续用力按压中脘穴，可引起胃壁蠕动加快，甚至痉挛而出现恶心呕吐；持续用力按压气海穴，可引起肠蠕动加快，甚至引起肠痉挛，并使肠中气体和粪便迅速排出体外。

同时，推拿所起的作用与胃肠的功能状态有关，即推拿对胃肠蠕动有双向调节作用。当胃肠处于抑制状态时，推拿足三里穴可使其兴奋（胃肠蠕动加速）；而当胃肠处于兴奋状态时，推拿足三里穴可使其抑制（胃肠蠕动减慢）。

对胃肠分泌吸收功能的影响：推拿手法的刺激信号，通过自主神经的反射作用，使支配内脏器官的神经兴奋增加，促使胃肠消化液的分泌；同时推拿手法能改善胃肠血液淋巴的循环，而加强了胃肠的吸收功能。例如捏脊疗法可以提高机体对蛋白质、淀粉的消化能力，增加小肠吸收功能，促进食欲，增强脾胃功能，对小儿疳积有很好的治疗作用。此外，推拿可促进胆汁排泄，降低胆囊张力，抑制胆囊平滑肌痉挛，从而取得缓解胆绞痛的作用。

(4)对泌尿生殖系统的影响

临床资料表明，推拿手法可调节膀胱张力和括约肌功能，既可治疗尿潴留，又可治疗遗尿症。动物实验表明，按压半清醒状态下家兔穴位，可使其膀胱收缩，内压增加。据报道，对原发性痛经患者选穴推拿，可使其症状大为改善；对男性阳痿、早泄患者进行推拿治疗，可使患者症状明显好转。国外医生也发现采用脊柱手法对女性激素变化周期有一定影响。

(5)对免疫系统的影响

推拿手法可以调节免疫功能。如对实验性接种肿瘤的小白鼠选取中脘、关元、足三里穴进行手法治疗。发现推拿能抑制实验性小白鼠移植性肿瘤细胞的增殖，且治疗组推拿后其一般状况明显好于对照组；同时又对小白鼠的免疫功能进行了测定，发现治疗组的自然杀伤细胞值明显高于对照组，说明推拿能提高机体的免疫功能，从而发挥抑制肿瘤细胞的作用。又如对健康者背部足太阳膀胱经处施用平推法 10 分钟，可以使白细胞的吞噬能力有不同程度的提高，淋转率、补体效价也增高。对苯污染造成的白细胞减少症患者，选用足三里、“四花穴”等穴进行推拿治疗后，其白细胞总数增加，白细胞吞噬指数升高，患者的临床症状和体征亦得改善。

（6）对内分泌系统的影响

对糖尿病患者行按揉脾俞、膈俞、足三里、擦背部足太阳膀胱经后，部分患者的胰岛功能增强，血糖有不同程度的降低，尿糖转阴，“三多一少”（吃得多，喝得多，尿得多，体重少）的临床症状有明显改善。在患者颈 3 ~ 5 棘突旁寻找敏感点，施用一指禅推法治疗甲状腺功能亢进患者，可以使其心率较治疗前有明显减慢，其他症状和体征也相应改善。

（7）对运动系统的影响

人体肌肉、肌腱、筋膜、关节囊、韧带等软组织受到撞击、扭转、牵拉或不慎跌扑闪挫，或劳累过度、持续活动、经久积劳等因素所引起的损伤，而无骨折、脱位、筋断及皮肉破损的，均为软组织损伤，推拿治疗对该类疾病具有独特的疗效，其机制主要有以下几个方面。

改善肌肉的营养代谢：推拿手法可促进肌纤维的收缩和伸展活动，从而促进血液、淋巴等体液的循环活动，使肌肉得到充分的氧及营养物质，并将组织液中的乳酸等有害代谢产物吸收或排出体外，从而消除肌肉的疲劳，提高肌肉的活力和耐受力。

促进组织修复：推拿手法对损伤组织的修复具有良好的作用。临床上对肌肉、肌腱、韧带部分断裂者采用适当的推拿手法理筋，将断裂的组织抚顺理直，有利于减轻疼痛并与断面生长吻合。

分离、松解粘连：软组织损伤后瘢痕组织增生、互相粘连、对神经血管束产生卡压，是导致疼痛与运动障碍的重要原因。推拿手法可分离筋膜、滑囊之粘连，促使肌肉、韧带放松，起到松动关节的作用。

纠正错缝：由急性损伤所导致的“骨错缝、筋出槽”是许多软组织损伤的病理状态，运用各种整复手法使关节、肌膜各入其位，解除了对组织的牵拉、扭转、压迫刺激，使疼痛消失，故推拿对此有显著作用。如脊柱后关节急性错位，其棘突偏歪引起关节囊和邻近韧带损伤，功能障碍，推拿治疗可迅速纠正错位；推拿对脊柱后关节滑膜嵌顿，有立竿见影的效果。

改变突出物的相对位置：推拿手法对改变突出物的相对位置具有一定的作用。大量的临床资料证明，大部分腰椎间盘突出症患者在接受推拿手法治疗后，可改变突出物与神经根之间的空间关系，从而使疼痛得到消除或减轻。

解除肌肉痉挛：推拿手法具有很好的放松肌肉的作用。肌肉痉挛是一种自然的保护机制，但持久的肌肉痉挛可挤压穿行于其间的神经血管，形成新的疼痛源。推拿手法直接放松肌肉，解除肌肉痉挛的机制有三个方面：一是加强局部循环，使局部组织温度升高，致痛物质含量下降；二是在适当的手法刺激作用下，使局部组织的痛阈提高；三是将紧张或痉挛的肌肉通过手法使其牵张拉长，从而直接解除其紧张或痉挛。

促进炎症介质分解、稀释：软组织损伤后，血浆及血小板分解产物形成许多炎症介质，这些炎症介质有强烈的致炎、致痛作用。在推拿手法作用下，肌肉横断面的毛细血管数比手法前增加，微循环中血液流速、流态改善，体内活性物质的转运和降解加速，炎症介质得以排泄。

促进水肿、血肿吸收：推拿手法具有良好的活血化瘀作用，可加快静脉、淋巴的回流，由于局部肿胀减轻，降低了组织间的压力，消除了神经末梢的刺激而使疼痛消失，有利于水肿、血肿的吸收。

（8）镇痛

许多疾病，尤其是软组织损伤，有一个比较突出的症状，即疼痛。推拿手法对于许多疼痛病症具有良好的镇痛作用，如腰椎间盘突出症、急性腰扭伤、肩周炎、网球肘、颈椎病、梨状肌综合征、胃脘痛、痛经、胆囊炎及四肢关节伤筋等病症，运用推拿治疗皆能取得良好的镇痛效果。推拿可以通过手法的镇静作用（降低神经兴奋性）、解痉作用（解除肌肉痉挛）、消肿作用（消除局部水肿、血肿）、活血作用（活血化瘀）达到镇痛的目的。

（9）对呼吸系统的影响

推拿手法可调整呼吸系统功能。对慢性支气管炎患者进行推拿治疗，可提高肺活量，改善气急、气短的症状；在观察肺气肿患者推拿作用前后的肺功能时发现，治疗后横结肠运动加强，增加有效肺泡通气量，减少残气量和呼吸死腔，提高残气肺功能，最终改善肺活动能力；有人发现对感冒患者选用适当穴位进行推拿治疗，可明显减轻鼻塞、流涕等症状。

（10）对皮肤及皮下组织的影响

推拿手法可以消除衰老的表皮细胞，改善皮肤呼吸，利于汗腺和皮脂腺的分泌，增加皮肤弹性，增加组织吸氧量，促进皮下脂肪的消耗和肌肉运动，从而改善皮肤组织的新陈代谢，具有美容、润泽皮肤的作用。

## 第四节 推拿疗法治疗原则

推拿是中医学的重要组成部分。推拿疗法的治疗原则是在中医基础理论的整体观和辨证论治原则的指导下,用推拿治疗临床病症,具有普遍指导意义的原则。它与中医的治疗原则相同,但又具有自身特点。

### 一、治未病

早在《内经》中就有"不治已病治未病,不治已乱治未乱"的论述。一直以来,推拿就被作为预防、保健、强身的主要手段之一。张仲景在《金匮要略》中将膏摩、导引、吐纳、针灸一并列入养生保健方法。陶弘景《养性延命录》有熨眼、搔目等养生保健按摩法。巢元方力主摩腹疗病养生。《千金要方》指出"小儿虽无病,早起常以膏摩囟上及手足心,甚辟寒风",将膏摩列为小儿保健方法。临床上多运用五官保健、五脏保健和肢体保健等,以及自我保健推拿以预防疾病。

### 二、治病求本

求本,是指治病要了解疾病的本质,了解疾病的主要矛盾,针对其最根本的病因病机进行治疗。

任何疾病的发生发展总是通过若干症状显示出来,但这些症状只是疾病的现象,并不都反应疾病的本质,有的甚至是假象,故应该全面综合分析,透过现象看到本质,找出病之所在,确定相应的治疗方法。如腰腿痛可由腰椎间盘突出、脊椎错位、腰腿风湿等多种病因引起,推拿治疗不仅要活血止痛,还应针对性采用纠正椎骨错位,活血祛风,舒筋通络等方法进行治疗,才能取得满意疗效。这就是“治病必求其本”的意义所在。

需要注意的是:在某种情况下,标病甚急,不及时解决可危及患者生命或影响疾病的治疗,则应采取“急则治标,缓则治本”的原则,先治其标,后治其本。如腰腿痛病人由于病程较长腰背的肌肉痉挛或挛缩,治疗时应先使腰背肌放松,在腰背部肌肉得到一定程度放松的基础上,再治其本。但也应注意:治标只是在应急情况下,或是为治本创造必要条件。若标证缓解,仍要治本。

若标本并重,则应标本兼顾,标本同治。如急性腰扭伤疼痛剧烈、腰部肌肉呈保护性疼痛,治疗当在放松肌肉以后,促进血液循环,使疼痛缓解后立即治疗本病。

## 三、调整阴阳

《景岳全书》曰:“医道虽繁,可一言以蔽之,曰阴阳而已。”疾病,从根本上说是阴阳的相对平衡遭到破坏,即阴阳之间出现了偏盛偏衰。所以调整阴阳是推拿治疗的基本原则之一。

## 四、扶正祛邪

疾病的发展也是正气与邪气矛盾双方互相斗争的过程，邪胜于正则病进，正胜于邪则病退。因此治疗疾病就是扶助正气，祛除邪气，改变邪正双方的力量对比，使之向有利于健康的方向转变。所以扶正祛邪也是指导临床治疗的一条基本原则。

运用扶正祛邪原则，需认真分析正邪盛衰情况，正邪在矛盾中所处的地位，以决定扶正与祛邪的主次、先后。或以扶正为主，或以祛邪为主。或是扶正与祛邪并举，或是先扶正后祛邪，或是先祛邪而后扶正。同时也要注意扶正而不留邪，祛邪而不伤正为原则。

## 五、局部与整体

推拿治疗要善于把握局部与整体的关系。从整体观念出发，针对病变，或从局部进行治疗，或从整体进行治疗，或局部与整体兼治。如此可左右逢源，从而避免头痛治头，脚痛治脚的片面性。

局部推拿治疗一般是指在身体的某个局部，或针对局部症状进行治疗，如鼻塞，中指按揉迎香等。整体推拿治疗一般是指针对疾病的病因，病证的本质进行治疗，如风寒外感头痛，拿风池，按揉曲池、合谷、外关等可发汗解表，头痛等症状减除。

临床上应重视局部与整体兼治，即既重视病因病证治疗，又重视症状治疗，并能有机结合起来。

## 六、因时、因地、因人制宜

因时、因地、因人制宜是指治疗疾病要根据季节、地区及人的体质、年龄等不同而制定相应的治疗方法。全面考虑，综合分析，区别对待，酌情施术。

## 第五节 推拿疗法常用手法

手法,是指按特定技巧和规范化动作在受术者体表操作,用于治疗疾病和保健强身的一项临床技能。手法是推拿学的主体内容之一。只有规范地掌握手法要领,操作娴熟,才能极尽手法的运用之妙,所谓"一旦临症,机触于外,巧生于内,手随心转,法从手出"。

### 一、推拿手法分类

手法的分类主要按其动作形态特点、主要作用机制、用力方向及应用对象等进行划分。

摆动类:是指主要以前臂的主动运动带动腕关节左右摆动来完成手法操作过程的一类手法。如一指禅推法、㨰法、大鱼际揉法等。

摩擦类:是指手法操作过程中,着力部位与被治疗部位皮肤表面之间产生明显摩擦的一类手法。如摩法、擦法、推法、抹法、搓法。

振颤类:是指术者以特定的活动方式使治疗者皮下组织产生明显振动感的一类手法。如振法、颤法、抖法等。

挤压类:是指单方向垂直向下用力和两个方向相对用力作用于某一部位的一类手法。如按法、压法、点法、捏法、拿法、捻法、拨法、踩跷法。

叩击类:是指有节律富有弹性地打击机体表面的一类手法。如拍法、击法、叩法、弹法等。

运动关节类:是指运用一定的技巧在关节生理活动范围内活动被治疗者关节的一类手法。如摇法、扳法、拔伸法、背法、屈伸法。

## 二、推拿手法介绍

推拿手法有很多,可单用一法或数法配合使用。

**1. 点法**

用拇(食、中)指端、肘尖、拇(食、中)指的近端指间关节屈曲突起部位点按某一部位或穴位称为点法。点法可分为指点法和肘点法两类。

(1)指点法

拇指点:是用拇指指端点压体表。操作时,拇指伸直,其余四指握紧,拇指末节紧贴食指桡侧,以拇指指端着力深按,间断按压,压之不动(图1)。

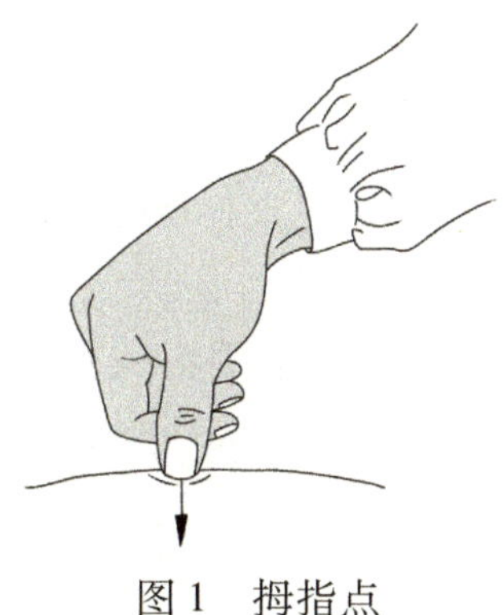

图1　拇指点

中指点：中指垂直，用食指与环指紧抵中指背，拇指抵住中指掌面，逐渐垂直用力下压（图2）。

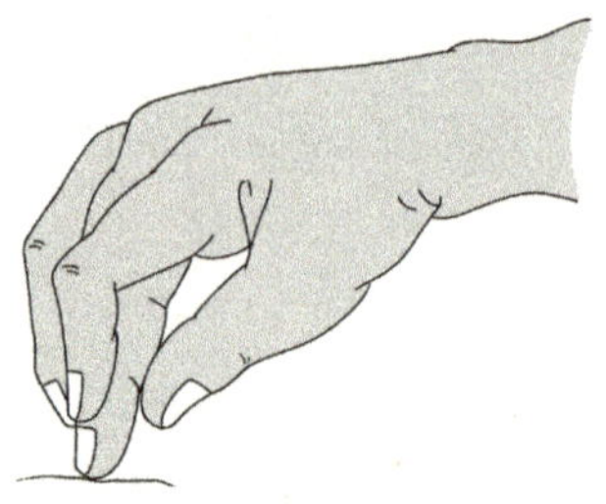

图2　中指点

屈拇指点：用拇指指间关节桡侧点压体表（图3）。

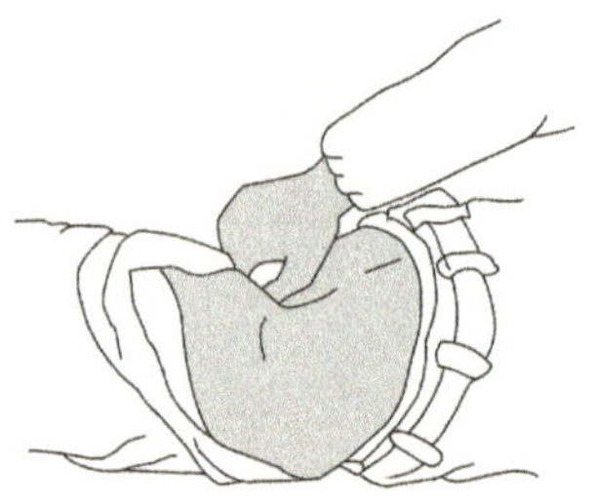

图3　屈拇指点

屈食（中）指点：用食（中）指近端指间关节点压体表。操作时，拇（食、中）指屈曲，其余四指握紧，以近端指间关节点压体表（图4）。

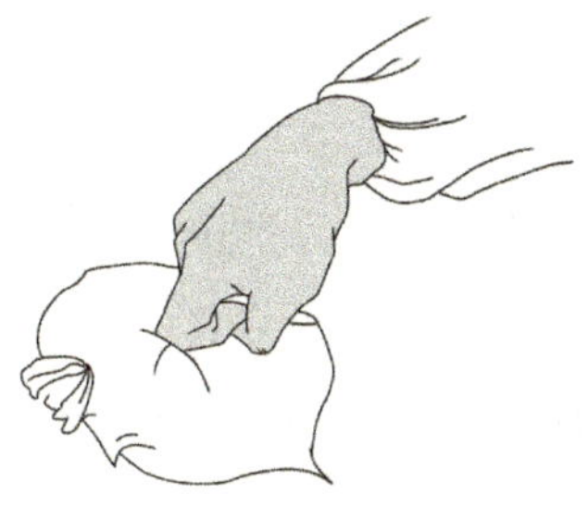

图4　屈食(中)指点

(2)肘点法

术者屈曲肘关节,以肘尖着力于施术部位或穴位。操作时,肘关节屈曲,以肘尖按压体表施术部位,逐渐用力垂直下压,用力要大小适宜(图5)。

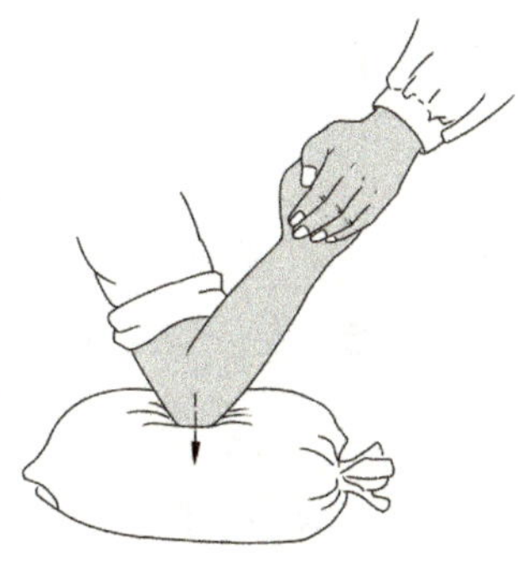

图5　肘点法

【要领】

点法操作时术者施力部位紧贴体表某一部位或穴位,用力方向垂直体表,逐渐用力垂直下压,不可移动,要由轻到重,稳而持续,使力量透达机体组织的深部,达到一定力度时,持续用力片刻,然后逐渐减力。点法作用面积小,用力集中,刺激量强,使用时要根据受术者的具体情况和操作部位酌情用力。

点法用力分为轻、中、重三种。轻手法力轻而富有弹性,刺激较弱,偏于补,多用于小儿、妇女、年老体弱及虚证患者;中等手法力量界于轻重之间,刺激量中等,有调和营卫,疏通经络,补虚泻实的作用;重手法刺激强手法,偏于泻,主要用于青壮年,体格健壮者,或软组织丰厚的部位,有通经活络,消积破结,调和阴阳,推拿开筋,消肿止痛之功效。

【应用】

点法适用于全身各个部位、穴位,全身肌肉薄弱处,以及四肢骨缝处。点按经络腧穴,可使经气直达病所,具有开通闭塞,活血止痛,调整脏腑功能的作用。如常见的脘腹疼痛,腰腿痛等病症常用本法治疗。

点法常与其他手法结合运用,形成复合手法,常用的有:点按法、点揉法、勾点法、掐点法、拨点法、推点法、叩点法、击点法、拿点法、擦点法、点振法、阻力点法。

点按法:点法常与按法结合使用,称为点按法。如在腹部点按中脘、气海、关元等穴。

点揉法:点法和揉法结合运用,称为点揉法。点法操作结束时,常继以揉法,不宜突然松手。这样可以消除点按穴位而产生的局部不适感。

勾点法：在点按关节凹陷处的穴位时，可用中指或食、中指屈曲，指端着力于穴位上，以指尖加力内向按压，并停留保持适当时间，这种推拿手法称为勾点法。如极泉、委中等多用此法。勾点法具有较强的刺激量，适用于青壮年或实证。

掐点法：多用拇指指甲垂直用力掐推拿位。多用于治疗急性病症、痛症等。常用穴位有人中、十宣、十二井穴、合谷、曲池、会阴等。

拨点法：运用拇指指端或肘尖点按穴位后，并上下、左右弹拨以分解粘连。多用于治疗肌肉、肌腱、韧带等粘连性疾病，或用于穴下有条索状结节处，以加强刺激，如痉挛性胃痛拨点胃俞、脾俞；胆绞痛拨点胆囊、胆俞；心绞痛拨点心俞、厥阴俞；肾绞痛拨点肾俞、委中；坐骨神经痛拨点环跳、承山等。

推点法：推法与点法的结合运用，称为推点法。多以指端或肘尖推点，用在某一经络上，推经穴位处，用力点揉以加强刺激。如以肘尖沿膀胱经第 1 侧线自上而下推点各背俞穴，可调节内脏功能；自环跳沿下肢后侧推点经过承扶、殷门、委中、承筋、承山等可通络止痛。还可用拇指指端自膻中向下推点至关元，可健脾和胃；自印堂向上推点经过神庭、囟门至百会，可镇静安神等。

叩点法：多以自然弯曲的食指或中指指端垂直用力叩点。可激发经气，加强感应，多用于感觉较慢的患者。如叩击印堂以安神镇惊，叩击百会以升阳举陷，叩击背俞穴以振奋脏腑之气等。

击点法:击点法是以掌根击点肌肉丰厚部位的穴位。此法可提高肌肉的兴奋性,疏通经络之气,常用于治疗肢体痿痹,如下肢瘫痪,痿软无力,可击点环跳;上肢疼痛麻木,可击点曲池等。

拿点法:在拿捏肢体经络穴位时,稍作停留以加重对穴道的刺激,称为拿点法。拿点法用于四肢部位,以疏通经络之气,促进气血运行。如拿点手阳明大肠经以治疗肩关节周围炎;拿点足阳明胃经以治疗下肢痿痹和胃肠道疾病;拿点足太阴脾经以治疗下腹部病痛。

㨰点法:㨰点法为㨰法的变法。在操作时,以第5掌指关节背侧为着力点㨰推拿穴位,以给予治疗部位连续的、稳重适宜的刺激,多适用于肌肉丰厚处的穴位。如背部的背俞穴;肩部的肩井、肩中俞、肩外俞;臀部的环跳、秩边;下肢的承扶,殷门、承筋、承山等。

点振法:以指端点按穴位得气后,结合振法以加强对穴位的刺激即为点振法。如治疗脾胃虚弱,可点振中脘、气海、关元等;治疗痛经可点振中极、关元、子宫等;治疗腰肌劳损可点振肾俞、大肠俞等。

2. **按法**

按法是最早应用于推拿疗法的手法之一,也是推拿疗法的主要手法之一。以单手或双手的手指或手掌着力于施术部位,用力按压称为按法。有指按法、掌按法和肘按法三类。

(1)指按法

指按法是用拇指端或指腹按压体表施术部位。操作时拇指伸直,余指扶于施术部位之侧旁,或其余四指握紧,拇指末节紧贴食指桡侧,以拇指着力深按,间断按压,压之不动,提则轻缓,移动缓慢(图6)。

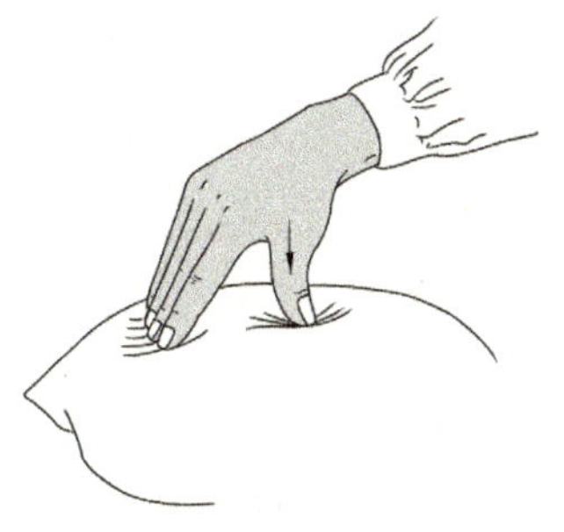

图6　指按法

(2)掌按法

掌按法是用单掌或双掌,也可用双掌重叠按压体表施术部位。操作时单掌或双掌重叠按压体表施术部位,两臂伸直,逐渐用力缓慢按压,利用全身整体力量(图7)。

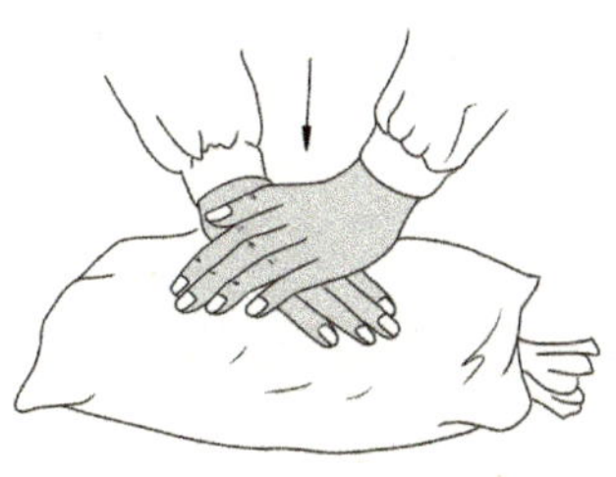

图7　掌按法

(3)肘按法

肘按法是用肘尖按压体表施术部位。操作时肘关节屈曲,以肘尖按压体表施术部位,逐渐用力垂直下压,宜用整体力量。肘按法力量较大,应控制好力量。

【要领】

术者施力部位紧贴体表某一部位或穴位,逐渐用力垂直下压,不可移动,按压方向要垂直,用力要由轻到重,稳而持续,使力量透达机体组织的深部,达到一定力量后,稍停片刻,缓缓提起,不可使用暴力按压,或按压后快速减力。

【应用】

按法在临床上常与揉法、拨法结合应用,组成按揉、按拨等复合手法。指按法可用于全身各部位穴位;掌按法、肘按法常用于腰背和腹部、四肢、肩背。本法具有放松肌肉,开通闭塞,通经活络,活血止痛的作用。本法适用于胃脘痛、头痛、肢体酸痛麻木等疼痛病症的治疗。

**3. 揉法**

揉法是用手指、掌根、鱼际等部位对一定部位或穴位施以旋转揉动的推拿方法。可分为掌揉法和指揉法两类。

(1)掌揉法

掌揉法是用手掌大鱼际或掌根作为着力点,按压并吸定于一定部位,腕部要放松,用手臂带动腕部做轻柔缓和的回旋样摆动(图8)。

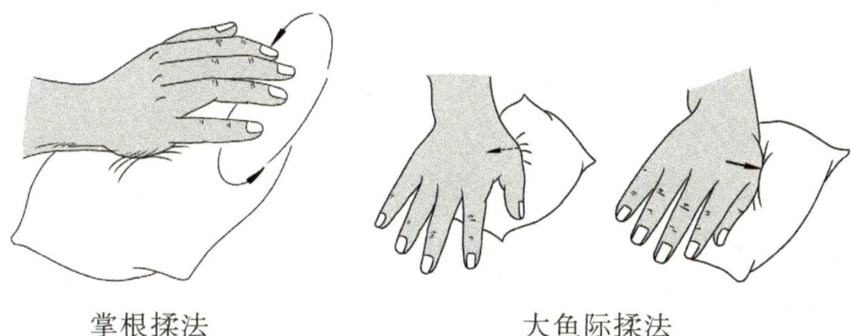

掌根揉法　　大鱼际揉法

图8　掌揉法

(2)指揉法

指揉法是用手指螺纹面按压并吸定于一定的部位或穴位上,腕部要放松,前臂做主动摆动,带动腕和掌指做轻柔缓和的回旋样摆动(图9)。

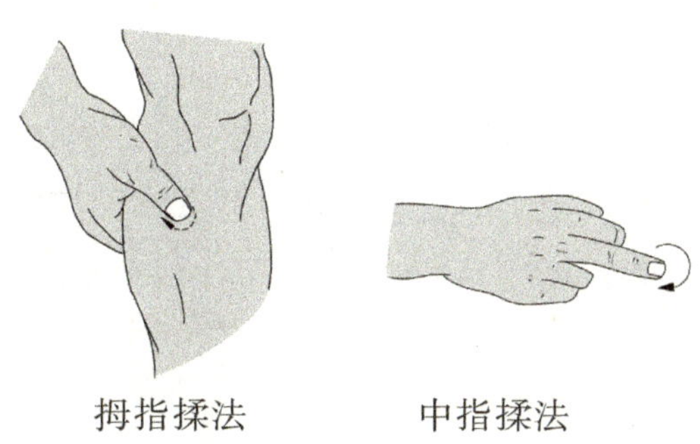

拇指揉法　　中指揉法

图9　指揉法

【要领】

本法操作时压力要轻柔，动作要协调而有节律，带动皮下组织运动，不能离开皮肤。一般频率为 60～120 次/分钟。

【应用】

本法轻柔缓和，刺激量小，适用于全身各部位。指揉适用于全身穴位；大鱼际揉适用于头面部；掌根揉适用于肩背、腰、四肢。揉法具有宽胸理气，消积导滞，活血祛瘀，消肿止痛等作用，常用于脘腹痛、胸闷胁痛、便秘、泄泻等肠胃疾患以及因外伤引起的红肿疼痛等症。

另外，揉法和压法结合使用时，称揉压法，即在应用指压的同时进行旋转揉动。具体方法是以中指或拇指指腹压于(即指压)选好的部位或穴位上，同时做顺时针或逆时针方向的旋转揉动，边压边揉，反复进行。操作时压力轻揉而均匀，手指不可离开接触的皮肤(穴位)，使该处的皮下组织随手指的揉动而滑动。不要在皮肤上摩擦，频率以 60～120 次/分钟为宜。

**4. 掐法**

以指端甲缘重按患者体表特定部位或穴位的手法，称为掐法。术者以单手或双手拇指端甲缘在施术部位上重按而掐之。掐法时拇指多与食指等配合，相对用力，共同完成本手法(图 10)。

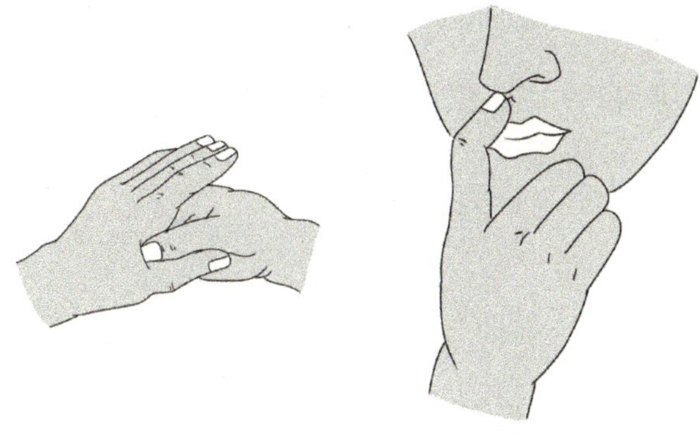

图 10 掐法

【要领】

施术时指端甲缘紧贴体表,不可滑动,用力轻重及频率,依受术者年龄和病症虚实而定。本法属重刺激手法之一,施术部位应垫一块治疗巾,紧急时用患者或术者衣服也可,防止掐破皮肤。

【应用】

本法适用于全身穴位,急救时常用此法,如:掐人中,掐涌泉。具有开窍醒神,回阳救逆,祛风散寒,兴奋神经,温通经络的作用。适用于偏瘫、头痛、感冒、昏厥等症。

5. **捏法**

用拇指与食、中两指或拇指与其余手指相对用力挤压肌肤的方法,称为捏法。可分为三指捏和五指捏两类。

(1)三指捏

三指捏是用拇指与食、中两指夹住肢体，相对用力做一紧一松挤压(图11)。

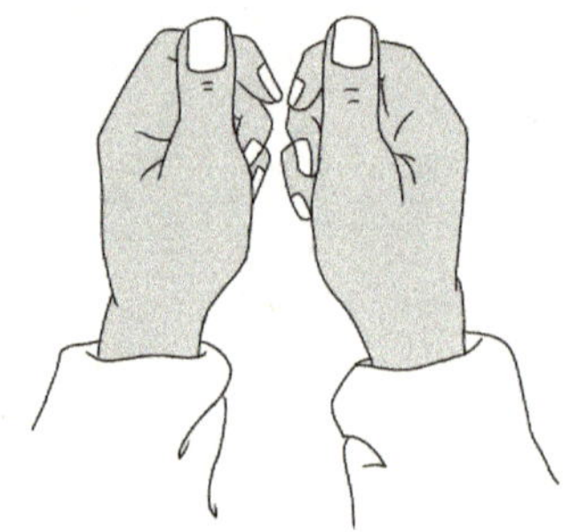

图11　三指捏

(2)五指捏

五指捏是用拇指与其余四指夹住肢体，相对用力在做相对用力作一紧一松挤压(图12)。

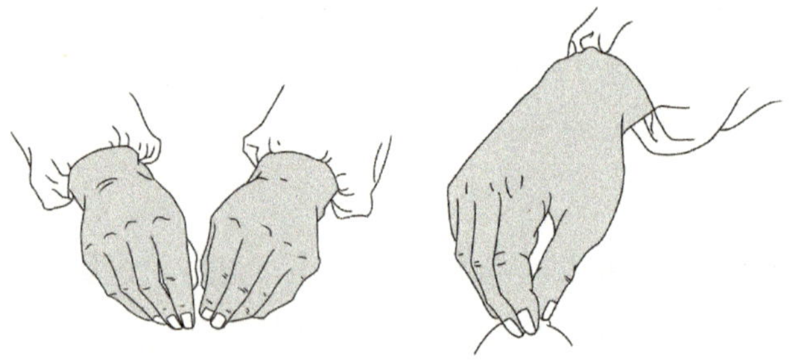

图12　五指捏

【要领】

在做相对用力挤压动作时要循序而行,均匀而有节律性。

【应用】

本法适用于头部、颈项部、四肢及背脊,具有舒筋通络,行气活血的作用。适用于头痛、颈项病、食欲不振等症。

用于脊柱时,称为“捏脊疗法”。以三指捏为例:用拇指桡侧缘顶住皮肤,食、中二指前按,三指同时用力提拿肌肤,双手交替捻动,自下而上,向前推行,每捏3次,向上提拿1次,一般做5遍。可用于治疗多种小儿疾病及成人腹痛、妇女月经相关疾病(图13)。

6. **拿法**

用拇指和食、中两指,或用拇指和其余四指做相对用力,捏住身体特定部位或穴位,并轻轻上提,即为拿法(图14)。即“提而捏之谓之拿”。

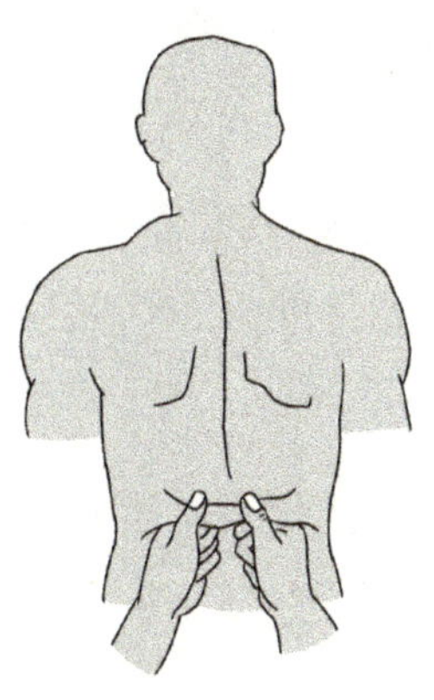

图13　捏脊法

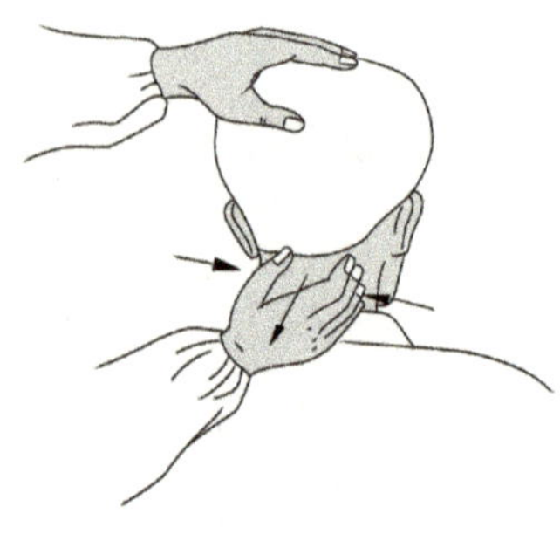

图14　拿法

【要领】

操作时，用力要由轻而重，不可突然用力，动作要缓和而有连贯性。

【应用】

常配合其他手法使用于颈项、肩部和四肢等部位。具有祛风散寒，开窍止痛，舒筋通络等作用。适用于缓解关节酸痛、颈项部疼痛。

7. **推法**

推法，即用指的螺纹面，鱼际、手掌根或肘部在身体某部位或穴位上做单方向的移动。可分为指推法、掌（鱼际）推法和肘推法三类。

（1）指推法

指直推法：用单手拇指或食、中二指着力于某部位或穴位上，做单方向直线移动（图15）。

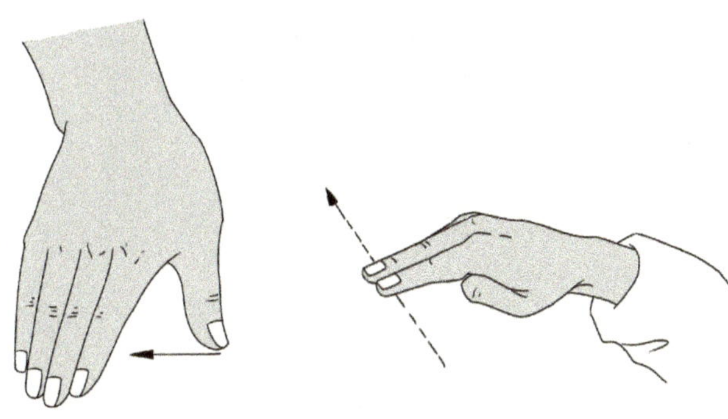

图 15　指直推法

指分推法:用双手拇指对置地着力于穴位中心,沿筋肉或脉络等组织的结构形态分别向两侧移动的。

(2)掌推法

掌直推法:用单掌着力于某部位或穴位上,做单方向直线移动(图16)。

掌分推法:用双掌并排放在身体某部位,沿筋肉或脉络等组织的结构形态分别向两侧移动的(图 17)。

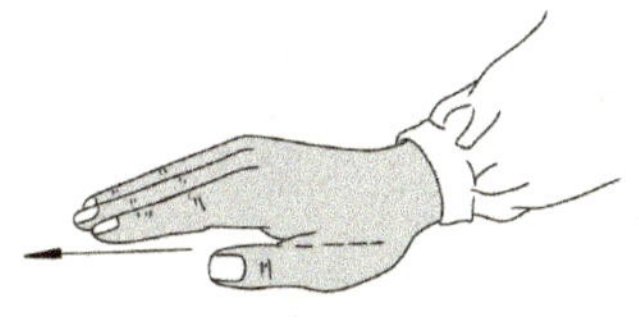

图 16　掌直推法

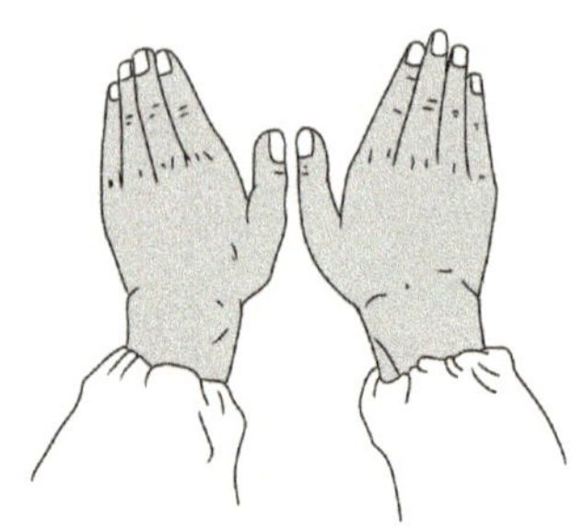

图 17　掌分推法

(3)肘推法

肘推法即用屈肘后突起的尺骨鹰嘴部位操作(图 18)。

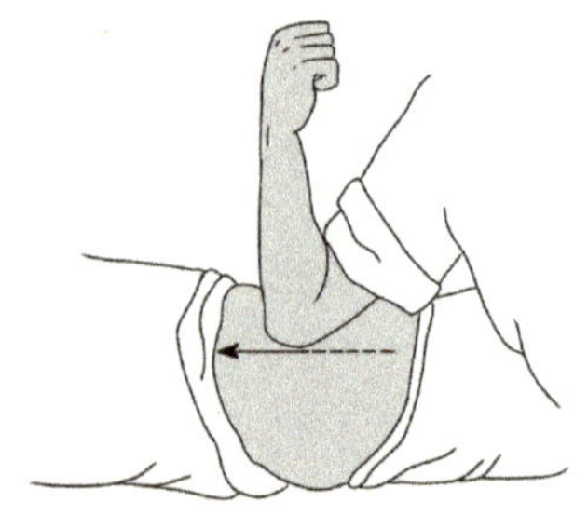

图 18　肘推法

【要领】

操作时指、掌(鱼际)或肘要紧贴体表,用力要稳而均匀。根据受术者体质、性别、病情的不同而区别用力。

【应用】

本法可在人体各部位使用，能增高肌肉的兴奋性，促进血液循环，并有舒筋活络，疏泄积滞，宣通壅塞的作用。指推法适用于各科疾病；掌推法适用于四肢、腰背、运动障碍，肘推法适用于腰臀、股骨部疾病。

8. **摩法**

摩法是以手指指面或手掌掌面，附着于一定部位上，并以之为中心，作节律性的环旋运动。可分为掌摩法和指摩法两类（图 19）。

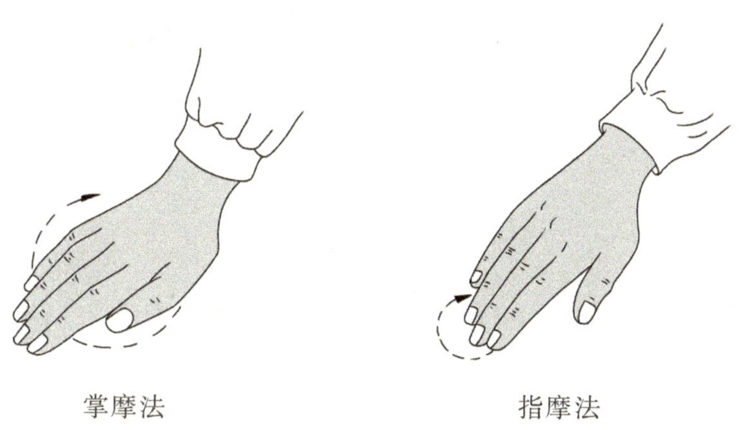


图 19　摩法

【要领】

本法操作时肘关节自然微屈曲 120°～145°，腕部放松，指掌自然伸直，动作要缓和而协调。频率 60～120 次/分钟左右。

【应用】

摩法刺激轻柔缓和，是胸腹、胁肋、腰背常用手法。掌摩法适用于胸腹、胁肋、腰背部；指摩法适用于头面、腹部。具有和中理气，消积导滞，活血祛瘀，调节肠胃蠕动等作用。常用于腕腹疼痛、食积胀满、气滞及胸胁迸伤等病症的治疗。

9. **擦法**

擦法即用手掌的掌面、大鱼际或小鱼际附着于体表一定部位，沿一定方向，作直线往返摩擦。分为掌擦法、大鱼际擦法和小鱼际擦法（图 20）。

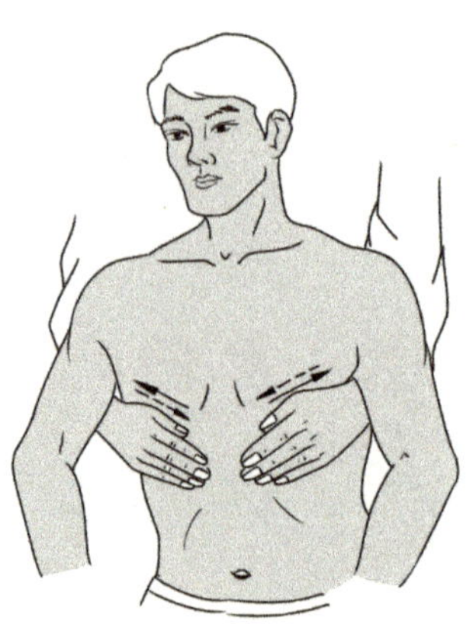

掌擦法

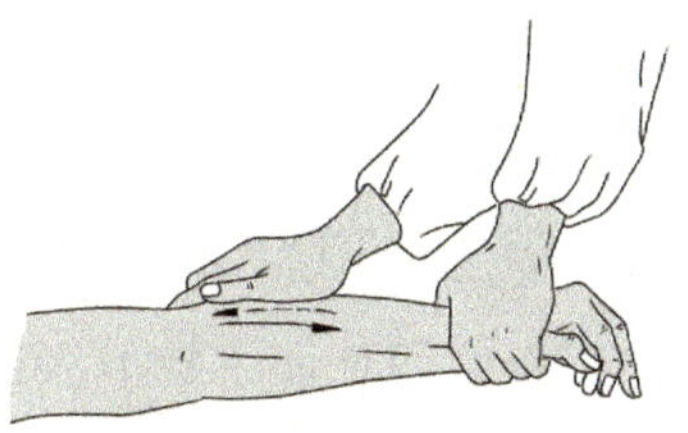

大鱼际擦法

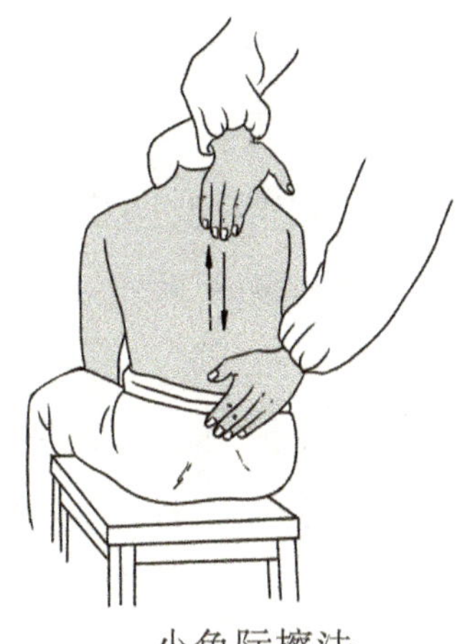

小鱼际擦法

图20　擦法

【要领】

擦法操作时腕关节伸直,使前臂与手接近相平。手指自然伸开,整个指掌置于患者体表的治疗部位,以肩关节为支点,上臂主动,带动手掌做前后或上下往返移动,向下的压力不宜太大,但推动的幅度要大。

擦法用力要稳，动作要均匀连续；呼吸自然，不可屏气。治疗部位要暴露，并涂适量的润滑油或配制药膏，既可防止擦破皮肤，又可通过药物的渗透以加强疗效。擦法使用后，相应部位的皮肤会出现灼热、潮红，为避免皮肤损伤，不能再用其他手法。因此，擦法多在其他手法之后使用。频率为 100～120 次/分钟，可稍快。

【应用】

本法是一种强烈温热的刺激，具有温经通络，行气活血，消肿止痛，健脾和胃等作用。常用于治疗内脏虚损及气血功能失常的病症。尤以活血祛瘀的作用为长。掌擦法多用于胸胁及腹部；小鱼际擦法多用于肩背、腰臀及下肢部；大鱼际擦法在胸腹、腰背、四肢等部均可运用。

10. **搓法**

搓法即用双手掌相对用力，挟住受术者身体的一定部位，相对用力做快速搓揉，同时作上下往返移动（图 21）。

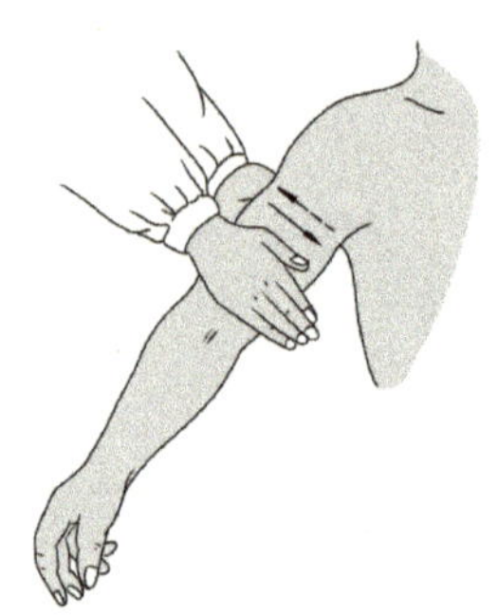

图 21　搓法

【要求】

操作时双手用力要对称,搓动要快,移动要慢。

【应用】

搓法适用于腰背、胁肋及四肢部,以上肢部最为常用,一般作为治疗的结束手法。具有调和气血,舒筋通络的作用。

**11. 击法**

击法即用拳背、掌根、小鱼际、指尖叩击体表,又称叩击法。可分为拳背击法、掌根击法、侧掌击法和指尖击法四类。

(1)拳背击法

拳背击法即手握空拳,腕伸直,用拳背平击体表(图22)。

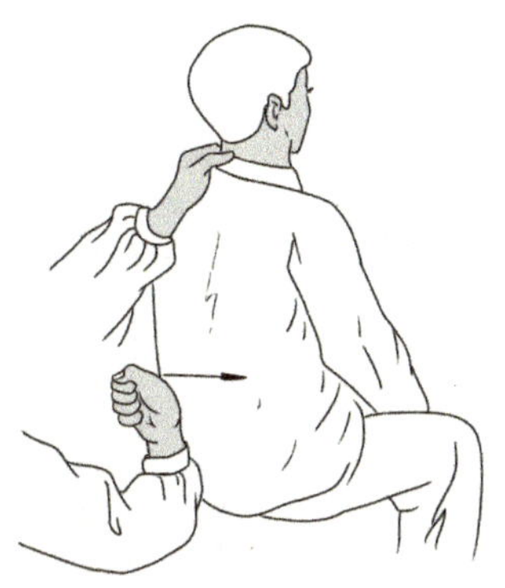

图22 拳背击法

(2)掌根击法

掌根击法即手指自然松开,腕伸直,用掌根部叩击体表(图23)。

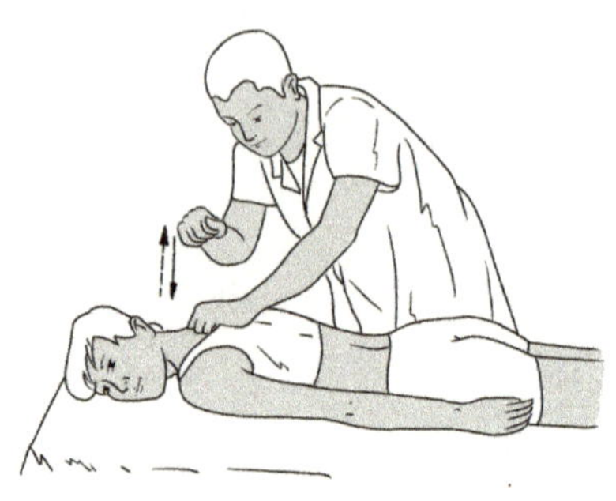

图 23　掌根击法

(3)侧掌击法

侧掌击法又称小鱼际击法，手指自然伸直，腕略背屈，用单手或双手小鱼际部击打体表(图 24)。

(4)指尖击法

指尖击法即用指瑞轻轻打击体表，如雨点下落，分单指击法和四指击法(图 25)。

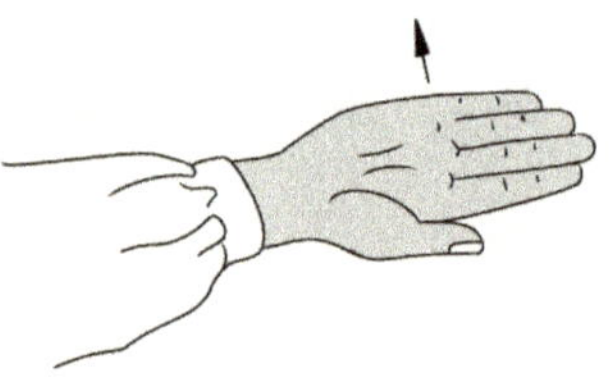

图 24　侧掌击法

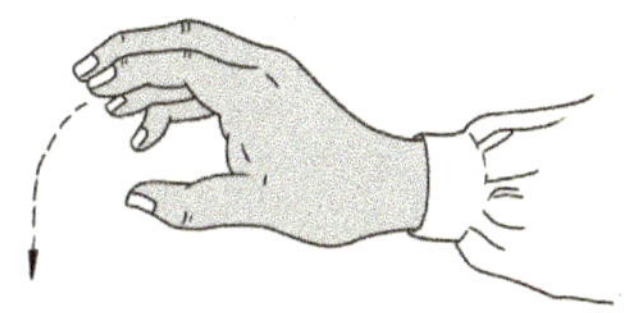

图 25　指尖击法

【要领】

击法用劲要快速而短暂，垂直击打体表，在击打体表时要迅速弹起，不能有拖抽动作，速度要均匀而有节奏，轻击 3 次，重击 1 次。

【应用】

拳背击法常用于腰背部；掌根击法常用于头顶、腰臀及四肢部；侧掌击法常用于腰背及四肢部；指尖击法常用于头面、胸腹部。本法具有舒筋通络，调和气血的作用，对风湿痹痛、局部感觉迟钝、肌肉痉挛或头痛等症，常用本法配合治疗。

12. **压法**

压法即用拇指面、掌面或肘部尺骨鹰嘴突为力点，按压体表治疗部位。可分为指压法、掌压法和肘压法三类。

要领及应用参考点法、按法。

13. **㨰法**

以小鱼际侧掌背部分着力于体表一定部位通过腕关节的主动屈伸外转，使手掌连续来回滚动，称为㨰法。分为大㨰法、小鱼际㨰法、直㨰法三类。三者的区别在于着力部位不同，分别是以手背尺侧一半、小鱼际、第 2～5 指第 1 指骨的背侧为其着力部位（图 26）。

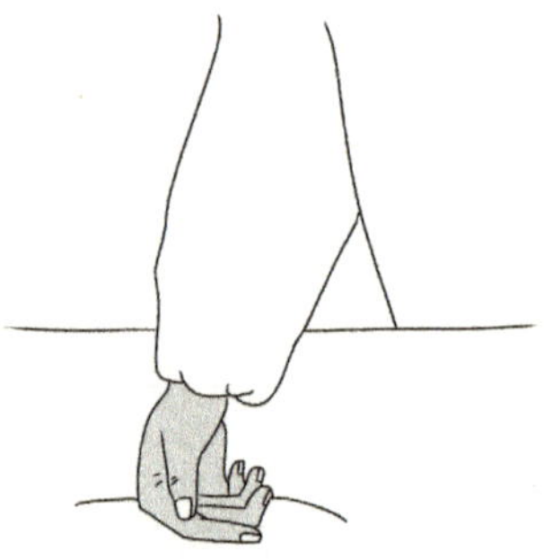

㨰法训练时的体位

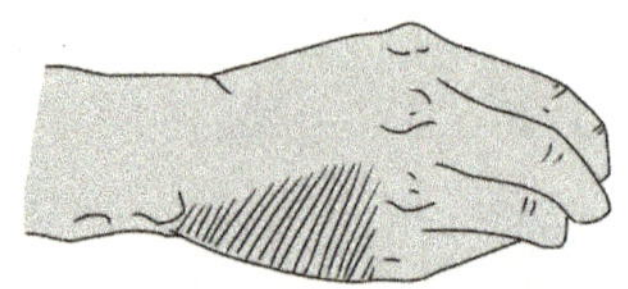

㨰法吸定部位和接触部位

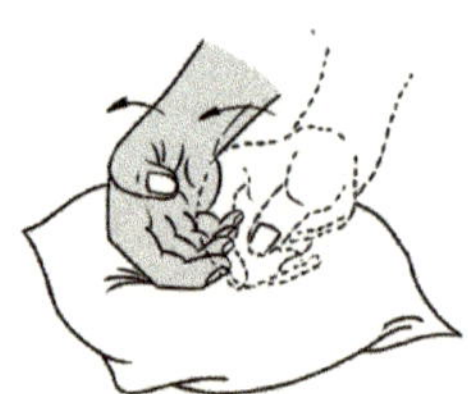
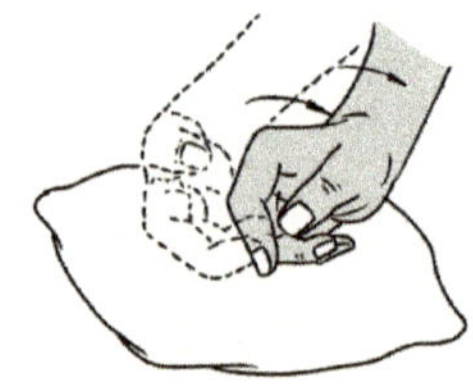

㨰法操作图

图 26　㨰法

【要领】

该手法是由腕关节的伸屈运动和前臂的旋转运动复合而成。伸屈腕关节是以第 2 ~4 掌指关节背侧为轴来完成;前臂的旋转运动是以手背的尺侧为轴来完成。因此㨰法的吸定点是上述两轴的交点,即小指掌指关节背侧,这点附着在一定部位,以肘部为支点,前臂做主要摆动,带动腕部作伸屈和前臂旋转的复合运动。

操作时要使肩、臂、腕尽可能放松,肘关节微屈(约 120°),着力部位要紧贴体表,不能拖动、碾动或跳动。压力、频率、摆动幅度要均匀,动作要协调而有节律。

【应用】

㨰法压力大,接触面也较大。虚弱者用小鱼际㨰法;强壮者用直㨰法。适用于肩背、腰臀及四肢等肌肉较丰厚的部位。具有舒筋活血,疏松脉络,滑利关节,缓解肌肉韧带痉挛,增强肌肉韧带活动能力,促进血液循环及消除肌肉疲劳等作用。适用于风湿病、麻木不仁、肢体瘫痪、运动功能障碍等病症的治疗。

14. **抹法**

用双手的拇指的螺纹面作为着力面作用在治疗部位上,然后轻轻用力向上下或左右的单方向的移动。主要用于额部,如分抹前额。

【要领】

操作时用力要轻而不浮,重而不滞。

【应用】

本法常用于头面及颈项部。抹法有开窍镇静，醒脑明目等作用。头晕、头痛及颈项强痛等症常用本法配合治疗。

15. **捻法**

捻法即用拇、食指螺纹面捏住一定部位，两指相对做搓揉动作。

【要求】

操作时动作要灵活、快速，用力不可呆滞。

【应用】

本法一般适用于四肢小关节。具有理筋通络，滑利关节的作用，常配合其他手法治疗指（趾）关节的酸痛、肿胀或屈伸不利等症。

16. **拍法**

拍法即五指并拢，拍打体表一定部位，又称为拍打法（图 27）。

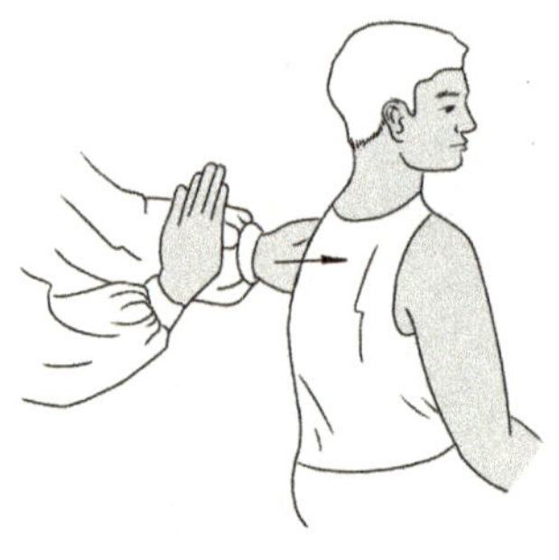

图 27　拍法

【要领】

操作时手指自然并拢，掌指关节微屈，指间关节伸直，平稳而有节奏地拍打患部。使用手法时要垂直用力，不要出现任何角度，要沉稳、柔和，切忌粗暴。频率为60～100次/分钟左右。

【应用】

拍法适用于肩背、腰臀及下肢部。具有舒筋通络，行气活血的作用。对风湿酸痛，局部感觉迟钝或肌肉痉挛等症常用本法配合其他手法治疗。

**17. 摇法**

摇法即用一手握住（或扶住）被摇动关节近端的肢体，另一手握住关节远端的肢体，作缓和回旋地转动。可分为颈项部摇法、肩关节摇法、髋关节摇法和踝关节摇法四类。

（1）颈项部摇法

用一手扶住患者头顶后部，另一手托住下颌，作左右环转摇动。

（2）肩关节摇法

用一手扶住患者肩部，另一手握住腕部或托住肘部，作左右环转摇动。

（3）髋关节摇法

患者仰卧位，髋膝屈曲，医者一手托住患者足跟，另一手扶住膝部，作髋关节环转摇动。

（4）踝关节摇法

一手托住患者足跟，另一手握住大脚趾部，作踝关节环转摇动。

【要领】

摇法动作要缓和,用力要稳,摇动方向及幅度须在患者生理许可范围内进行,由小到大,由慢到快。

【应用】

本法适用于四肢关节及颈项、腰部等。具有舒筋通络,滑利关节,增强关节活动功能等作用。适用于关节强硬、屈伸不利等症。

18. **拔伸法**

拔伸即牵拉、牵引的意思,固定肢体或关节的一端,牵拉另一端的方法,称为拔伸法。可分为头颈部拔伸法、肩关节拔伸法、腕关节拔伸法和指间关节拔伸法四类。

(1)头颈部拔伸法

受术者正坐,术者站其背后,用双手拇指顶在枕骨下方、掌根托住两侧下颌角的下方,并用两前臂压住受术者两肩,两手用力向上,两前臂下压,同时作相反方向用力。

(2)肩关节拔伸法

受术者坐位,术者用双手握住其腕部或肘部,逐渐用力牵拉,嘱受术者身体向另一侧倾斜(或有一助手帮助固定其身体),与牵拉之力对抗。

(3)腕关节拔伸法

术者一手握住受术者前臂下端,另一手握住其手部,两手同时作相反方向用力,逐渐牵拉。

(4)指间关节拔伸法

用一手握住被拔伸关节的近侧端,另一手握住其远侧端,两手同时作反方向用力牵引。

【要领】

本法操作时用力要均匀而持久,动作要缓和。

【应用】

本法常用于关节错位、伤筋等,对扭错的肌腱和移位的关节有整复作用。

19. **一指禅推法**

一指禅推法即用拇指指端、螺纹面或偏峰着力于一定的部位或穴位上,运用腕部的摆动带动拇指指尖关节做屈伸活动(图28)。

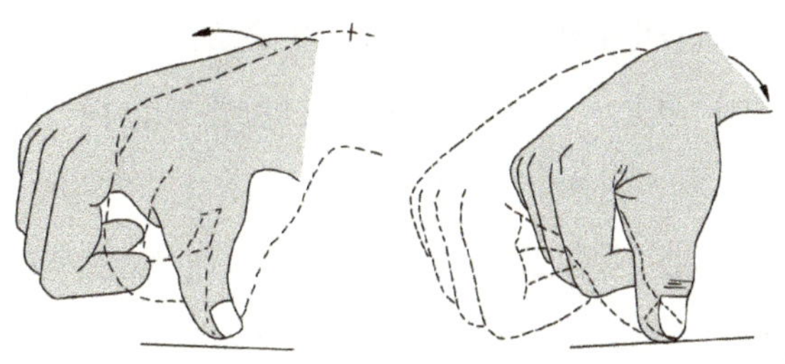

图28　一指禅推法

【要领】

挺胸收腹,呼吸自然,腕部放松,沉肩、垂肘、悬腕,指实、掌虚。肘关节略低于手腕,以肘关节的屈伸运动,带动前臂、腕部摆动和拇指关节做屈伸活动。腕部摆动时,尺侧要低于桡侧,使产生的"力"持续地作用于治疗部位上。压力、频率、摆动幅度要均匀，动作要有弹性。手法频率每分钟 120～160 次。

【应用】

本法接触面积较小，力度大，适用于全身各部穴位。临床常用于任脉，头面、腰背、胸腹及四肢等处。具有舒筋活络，调和营卫，祛瘀消积，健脾和胃的功能，适用于头痛、胃痛、腹痛及关节筋骨酸痛等病症的治疗。

**20. 头部推运法**

头部推运时，先令患者坐端正，术者以两手按在患者两鬓部，再以两手拇指由患者的眉心交替上推 24 次，继由眉上两眉棱骨上方，分向两鬓旁推，经两耳上际达头部枕骨下风池穴处。上推时两指尖朝上，同时动作，推两次；旁推至两鬓处，两指尖相对朝里，向上推至两头角经头维穴向后，推两次。再由发际中线，两拇指侧面相合，指尖朝上，或指尖着于皮肤可以往返推运数次。手力有轻、重、快、慢之分，以患者感到舒适为宜。此法对于头痛、头昏、气上逆、呕吐等症有效。

**21. 拿五经**

拿五经又称五指拿，一手固定前额，一手五指分拿头部督脉和双侧足太阳、足少阳经，从前向后拿，重拿风池穴，向下拿捏项肌至肩部，操作 5～10 次。

**22. 扫散法**

扫散法指一手固定头侧，另一手五指分置另一头侧，沿耳上向两边头侧部操作 3 ~5 遍。

23. **背部循压法**

背部循压法是用拇指在患者的胸椎两侧,足太阳经的第 1 侧线(离脊椎中线 2 横指)、第 2 侧线(离脊椎中线 4 横指),由上而下,先左后右,上轻而下重的循压。这样就有抑制和诱导作用,对于呃逆、呕吐等上冲性症状最为相宜,为一般内脏疾患的辅助手法。每线可循压八九次。在压完两侧的第 1 侧线和第 2 侧线后,宜循压脊椎中线(即督脉经)。

以上推拿手法中,头部推运法、拿五经、扫散法及背部循压法为较常用的复合手法。

## 三、推拿手法基本要求

1. **持久**

持久是指手法能够严格按照规定的技术要求和操作规范,持久操作足够时间而不变形,保持动作的连贯性。因为不少推拿手法在临床应用时,需要操作较长的时间才能取得预期的疗效,如果缺乏持久性,势必影响疗效。

2. **有力**

有力是指手法必须具备一定力量、功力和技巧力。力量是基础,功力和技巧力需要通过功法训练和手法练习才能获得。在力的运用上须根据治疗对象、施治部位、病症虚实而灵活掌握。其基本原则是既保证治疗效果,又避免发生不良反应。

3. **均匀**

均匀一方面指手法的操作必须具有一定的节律性，不可时快时慢；另一方面指手法的作用力在一般情况下保持相对稳定，不可忽轻忽重。当然，操作时根据治疗对象、部位、疾病的性质不同，手法的轻重应有所不同。

4. **柔和**

柔和是指手法操作应做到轻而不浮，重而不滞，刚中有柔，刚柔相济。动作温柔灵活，用力和缓，讲究技巧，变换动作自然流畅，毫无涩滞。

5. **深透**

深透是指手法作用的最终效果不能局限于体表，而要达到组织深处的筋脉、骨肉，功力达到脏腑，使手法的效应能传之于内。

由此可知，手法是一种技术难度大，技巧性高的操作技能，只有通过刻苦训练，细心体会，才能逐步掌握，娴熟运用。

## 第六节　推拿疗法常用介质

推拿使用介质有悠久的历史。许多推拿手法常借助介质来完成，不仅可以手法操作，同时也有利于提高临床疗效。

### 一、介质含义

推拿时，为了减少对皮肤的摩擦损害，或者为了借助某些药物的辅助作用提高疗效，可在推拿部位的皮肤上涂些液体、膏剂或洒些粉末，这种液体、膏剂或粉末通称为推拿介质，也称推拿递质。

推拿时应用介质，在我国有悠久的历史，早在《内经》时代就有“按之以手，摩或兼以药”的说法。以药物为介质在人体体表的一定部位或穴位施以手法，药物助手法以提高治疗疾病效果的一种推拿方法称为膏摩，也称为“药摩法”或“药物推拿”。临床除运用于摩法以外，还可运用于其他手法如擦法、揉法等也可结合药物施用。由于介质推拿对皮肤的刺激性较小，而且毒副作用较小，所以在小儿推拿中应用较广。

### 二、介质的种类和作用

介质可以是仅仅作为润滑作用的添加剂，也可以兼有药物作用。

常用的润滑介质有滑石粉、爽身粉、润肤油等。现在，一般把润滑剂和药物的作用相结合，有散剂、酒剂、锭剂、膏剂、汤剂等不同的剂型，每种剂型各有不同的特点，如散剂制作简单，携带方便；汤剂处方灵活，可以适应各种病情需要等；在临床使用时要综合考虑，酌情使用。

1. **常用单方**

葱姜汁：由葱白和生姜捣碎取汁使用，也可将葱白和生姜切片，浸泡于75%酒精中使用，能加强温热散寒的作用，常用于冬春季节及小儿虚寒证。

白酒：适用于成人推拿（酒精过敏者禁用）。有活血祛风，散寒止痛，通经活络的作用，对发热病人尚有降温作用，一般用于急性扭挫伤，并常用于治疗风寒湿痹和慢性劳损。

薄荷酊：用5%薄荷脑5 g，浸入75%酒精100 mL内配制而成。具有温经散寒、清凉解表、清利头目和润滑的作用，常用于治疗小儿虚寒性腹泻以及软组织损伤，用于擦法、按揉法可以加强透热效果。

木香水：取少许木香，用开水浸泡，待凉后去渣使用，有行气、活血、止痛的作用。常用于急性扭挫伤及肝气郁结导致的两胁疼痛等症，用于擦法、揉法等。

凉水：即洁净的自来水或凉开水，有清凉肌肤和退热的作用，常用于外感热证。

麻油：即食用麻油，在使用擦法时局部涂抹少许麻油，可以加强手法的透热作用而提高疗效，常用于刮痧疗法中。

蛋清：有清凉去热、化积消食作用，常用于小儿外感发热、消化不良等症。

滑石粉：性甘、淡、寒，有清热利窍，渗湿润燥的作用，常用于小儿推拿的摩擦类手法和夏季用于出汗部位，可以保护医患者的皮肤，有利于手法的施行。

2. **常用复方**

冬青油：由冬青油、薄荷脑、凡士林和少许麝香配置而成，具有温经散寒和润滑的作用，常用于治疗小儿虚寒性腹泻及软组织损伤。

红花油：为骨伤科常用，主要成分有桃仁、红花等，常用于治疗寒痹、痛痹等。

按摩乳：市售常用外用药物，为多种药物组成，主要作用为舒筋通络，活血化瘀，消肿止痛。

## 三、介质的选择

1. **辨证选择**

推拿属于中医外治范畴，与内治法一样，也要根据中医学理论进行辨证分型。总体上以寒热和虚实为总纲。寒证，要使用由温热散寒作用的介质如葱姜水、冬青膏等；热证用具有清凉退热作用的介质如凉水、医用酒精等；虚证，用具有滋补作用的介质如药酒等；实证，用具有清泻作用的介质如蛋清、红花油等。

2. **辨病选择**

根据病情、病位的不同，选择不同的介质。软组织损伤，如关节扭伤、腱鞘炎等选用活血化瘀、消肿止痛、透热性强的介质,如红花油、冬青膏等;小儿肌性斜颈选用润滑性能较强的滑石粉、爽身粉等;小儿发热选用清热性能较强的凉水,酒精、薄荷水等。

**3. 根据年龄选择**

对于成年人,一般水剂、油剂、粉剂均可以使用;老年人常用的介质有油剂和酒剂;小儿皮肤娇嫩,所以常用的介质不能刺激性太大,主要选择滑石粉、爽身粉、凉水、酒精、薄荷水、葱姜汁、蛋清等。

## 四、介质推拿操作方法

使用介质推拿,无论是单方或复方、何种剂型,其根本原则有:要方便手法的施行;不能损伤皮肤;要确保疗效。具体说来,可以有以下几个方面:

(1)患者要选取适宜的体位,一是要利于手法的操作,二要令患者感觉舒适。施术部位要充分暴露。如果有皮肤破损,或有严重的皮肤病不能使用。

(2)蘸取或挑取适量推拿介质均匀涂抹于施术部位,不能过多或过少。过多则太湿,使手法浮而无力;过少则太燥,使手法滞涩且容易损伤皮肤。

(3)临床介质推拿常用手法为摩法、擦法、推法、揉法、抹法。无论使用何种手法,均要以轻快柔和,平稳着实为原则,不可使用蛮力。

(4)推拿术后要注意局部保暖,防止腠理开后邪气乘虚而入而加重病情。

## 第七节　推拿疗法的适应证与禁忌证

### 一、适应证

推拿适应证涉及骨伤、内、妇、儿、五官、神经科疾病，同时亦用于减肥、美容及保健医疗等。

(1)内科疾病：感冒、胃脘痛、胃下垂、胆绞痛、呃逆、便秘、腹泻、肺气肿、哮喘、高血压、冠心病、眩晕、昏厥、阳痿、面瘫、失眠、神经性偏头痛、自主神经功能紊乱、臂丛神经损伤、坐骨神经痛、中风后遗症。

(2)伤科疾病：颈椎病、落枕、颈肩综合征、肩关节周围炎、急性腰扭伤、慢性腰肌劳损、第3腰椎横突综合征。各种常见关节脱位如下颌关节脱位等，四肢关节扭伤如肩关节扭挫伤等。以及退行性脊柱炎、类风湿性关节炎、指部腱鞘炎等。

(3)妇产科疾病：急性乳腺炎、月经不调、痛经、闭经、带下病、产后缺乳、产后耻骨联合分离症、妇女绝经期综合征、慢性盆腔炎、子宫脱垂等。

(4)儿科疾病：脑性瘫痪、咳嗽、发热、顿咳、泄泻、呕吐、疳积、佝偻病、夜啼、遗尿、脱肛、肌性斜颈、小儿麻痹后遗症、臂丛神经损伤、斜视、桡骨小头半脱位等。

(5)五官科疾病：近视、视神经萎缩、慢性鼻炎、慢性咽炎、急性扁桃体炎、耳鸣、耳聋等。

## 二、禁忌证

(1)有出血性疾病者。

(2)严重的原发性高血压、高热发烧者。

(3)皮肤有局部化脓、感染等。

(4)妇女月经期，孕妇的腹部、腰部、髋部。

(5)各种恶性肿瘤。

(6)烧伤、烫伤。

(7)有严重心脏病、脑病、肺病、肾病者。

(8)诊断不明确的急性脊柱损伤或伴有脊髓症状者。

(9)各种骨折、骨结核、骨髓炎、严重的老年性骨质疏松症者。

(10)各种急性传染病、胃或十二指肠溃疡病急性穿孔者。

(11)酒后神志不清者，精神病者。

(12)年老体弱、病重、极度衰弱经不起推拿者。

(13)诊断不明确的疾病。

## 三、注意事项

推拿治疗各科疾病比较安全可靠，但做推拿时还应注意以下几个问题，以免出现不良反应及意外。

(1)推拿前术者一定要修剪指甲,不戴戒指、手链、手表等硬物,以免划破患者皮肤,并注意推拿前后个人卫生的清洁。

(2)推拿前患者要排空大、小便,穿好舒适的衣服,需要时可裸露部分皮肤,以利于推拿。

(3)推拿前术者要审证求因,明确诊断,全面了解患者的病情,排除推拿禁忌证。

(4)推拿时术者要随时调整姿势,使自己处在一个合适松弛的体位上,从而有利于发力和持久操作。同时也要尽量让患者处于一个舒适放松的体位上,这样有利于推拿治疗的顺利进行。

(5)推拿时术者要保持身心安静、注意力集中,从而在轻松的状态下进行推拿,也可以同时放一些轻松的音乐。

(6)推拿时术者用力不要太大,并注意观察患者的全身反应,一旦出现头晕、心慌、胸闷、四肢冷汗、脉细数等现象,应立即停止推拿,采取休息、饮水等缓解措施。

(7)急性软组织损伤局部疼痛肿胀较甚、瘀血甚者,宜选择远端穴位进行操作,病情缓解后再进行局部操作。

(8)为了避免推拿时过度刺激施术部位暴露的皮肤,可以选用一些皮肤润滑剂如爽身粉、推拿按摩膏、凡士林油等,推拿时涂在施术部位的皮肤上,然后进行推拿。

(9)推拿时要保持一定的室温和清洁肃静的环境,既不可过冷,也不可过热,以防患者感冒和影响推拿的效果。

(10)推拿后,患者如感觉疲劳可以休息片刻,然后再做其他活动。

(11)患者过于饥饿、饱胀、疲劳、精神紧张时,不宜立即进行推拿。

(12)推拿的 1 个疗程以 10 ~ 15 次为宜,疗程之间宜休息 2 ~ 3 日。

CHAPTER TWO 第二章

# 常用腧穴的定位方法

推拿疗法中如何选取腧穴，掌握腧穴的定位方法十分重要。腧穴的定位方法可分为体表解剖标志定位法、骨度分寸定位法、同身寸定位法和简便取穴法四种。

## 一、体表解剖标志定位法

体表解剖标志定位法指以人体解剖学的各种体表标志为依据来确定腧穴位置的方法。体表解剖标志可分为固定标志和活动标志两类：

### 1. 固定标志

固定标志指不受人体活动影响而固定不移的标志。如骨骼和肌肉所形成的凸起和凹陷，五官轮廓，头发边际，指（趾）甲，乳头，脐窝等。如腓骨小头前下方凹陷处取阳陵泉；三角肌尖端部取臂臑；目内眦角稍上方取睛明；两眉之间取印堂；鼻尖取素髎；脐中取神阙；两乳头连线中点取膻中；耻骨联合上缘中点取曲骨等。此外，还可以此作为背腰部腧穴的取穴标志。如两肩胛冈的连线恰通过第 3 胸椎棘突；肩胛骨下角平对第 7 胸椎棘突，髂嵴高点约平第 4、5 腰椎棘突间，骶管裂孔约平臀纹头等。

### 2. 活动标志

活动标志，指采取一定的动作姿势，使关节、肌肉、肌腱、皮肤随着活动而出现的空隙、凹陷、皱纹、尖端等体表标志。如张口取耳门、听宫、听会，闭口取下关；屈肘纹头取曲池；外展拇指，在拇长、短伸肌腱之间取阳溪等。

## 二、骨度分寸定位法

骨度分寸定位法，指以体表骨节为主要标志，设定尺寸，用来确定腧穴位置的方法。即将人体的各个部位分别规定其折量长度，作为量取穴位的标准，不论男女、老幼、高矮、胖瘦，均可按照这些标准进行测量。常用骨度分寸如下（图 29）：

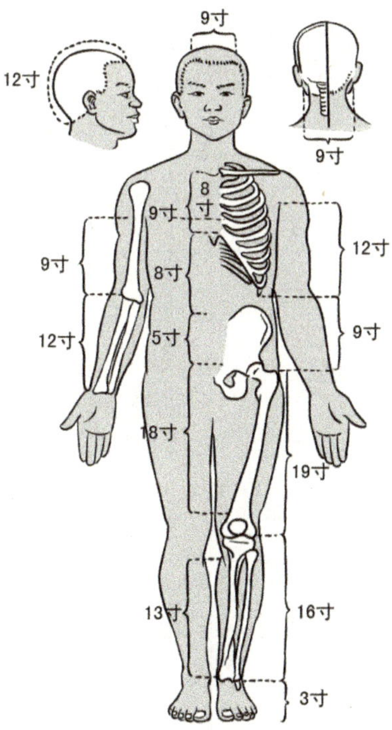


图 29　全身骨度分寸示意图

**表1　常用骨度分寸表**

| 部位 | 起止点 | 折量寸 | 度量法 | 说明 |
|---|---|---|---|---|
| 头面部 | 前发际正中到后发际正中 | 12 | 直寸 | 用于确定头部经穴的纵向距离 |
| | 眉间(印堂)至前发际正中 | 3 | 直寸 | |
| | 第7颈椎棘突下(大椎)至后发际正中 | 3 | 直寸 | 用于确定前或后发际及其头部经穴的纵向距离 |
| | 眉间(印堂)至后发际正中第7颈椎棘突下(大椎) | 18 | 直寸 | |
| | 前两额发角(头维)之间 | 9 | 横寸 | 用于确定头前部经穴的横向距离 |
| | 耳后两乳突(完骨)之间 | 9 | 横寸 | 用于确定头后部经穴的横向距离 |
| 胸腹胁部 | 胸骨上窝(天突)至胸剑联合中点(歧骨) | 9 | 直寸 | 用于确定胸部任脉经穴的纵向距离 |
| | 胸剑联合中点(歧骨)至脐中 | 8 | 直寸 | 用于确定上腹部经穴的纵向距离 |
| | 脐中至耻骨联合上缘(曲骨) | 5 | 直寸 | 用于确定下腹部经穴的纵向距离 |
| | 两乳头之间 | 8 | 横寸 | 用于确定胸腹部经穴的横向距离 |
| | 腋窝顶点至第11肋游离端(章门) | 12 | 直寸 | 用于确定胁肋部经穴的纵向距离 |

| 背腰部 | 肩胛骨内缘(近脊柱侧点)至后正中线 | 3 | 横寸 | 用于确定背腰部经穴的横向距离 |
|---|---|---|---|---|
| | 肩峰缘至后正中线 | 8 | 横寸 | 用于确定肩背部经穴的横向距离 |
| 上肢部 | 腋前、后纹头至肘横纹(平肘尖) | 9 | 直寸 | 用于确定上臂部经穴的纵向距离 |
| | 肘横纹(平肘尖)至腕掌(背)侧横纹 | 12 | 直寸 | 用于确定前臂部经穴的纵向距离 |
| 下肢部 | 耻骨联合上缘至股骨内上髁上缘 | 18 | 直寸 | 用于确定下肢内侧足三阴经穴的纵向距离 |
| | 胫骨内侧髁下方至内踝尖 | 13 | 直寸 | (内踝尖指内踝向内的凸起处) |
| | 股骨大转子至腘横纹 | 19 | 直寸 | 用于确定下肢外后侧足三阳经穴的纵向距离(臀沟至腘横纹相当于14寸) |
| | 腘横纹至外踝尖 | 16 | 直寸 | 用于确定下肢外后侧足三阳经穴的纵向距离 |

## 三、同身寸定位法

同身寸定位法,又称手指同身寸定位法,是以患者的手指为比量标准,确定腧穴位置的方法。分为以下三种(图30)。

（1）中指同身寸

拇指与中指屈曲，以中指指端抵在拇指指腹，形成环状，伸直其余手指，使中指桡侧面得到充分示露，取其中节上下两横纹头之间的距离作为1寸。适用于四肢部腧穴的纵向比量和背、腰、骶部腧穴的横向定穴。

（2）拇指同身寸

伸直拇指，以拇指指骨关节横纹两端之间的距离作为1寸。可用于四肢部的直寸取穴。

（3）横指同身寸

又称一夫法。食指、中指、无名指和小指并拢，以中指中节横纹处为准，四指横宽作为3寸。用于四肢部及腹部取穴。

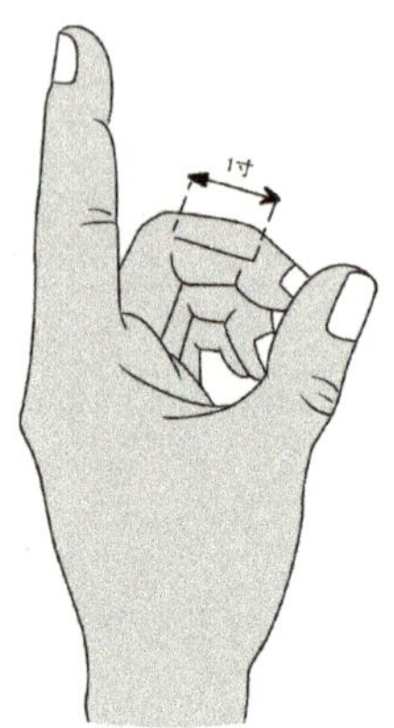


中指同身寸示意图

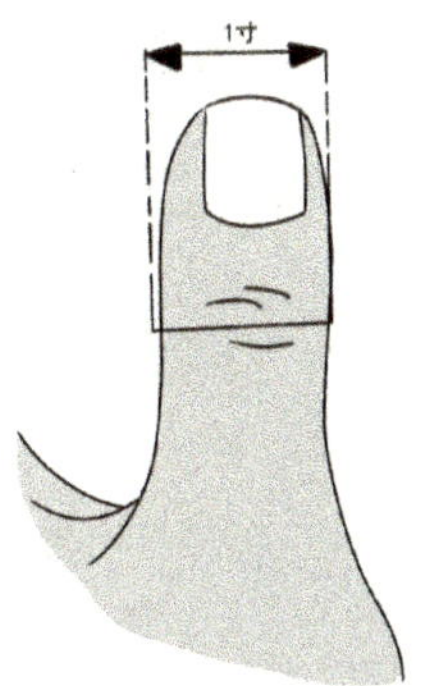


拇指同身寸示意图

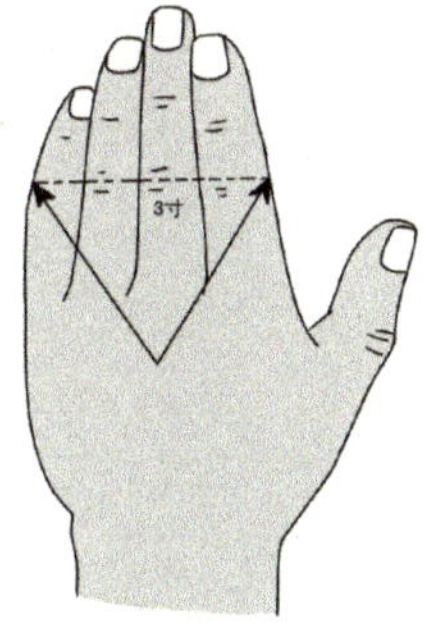


横指同身寸示意图

图 30　同身寸定位法

## 四、简便取穴法

简便取穴法，是一种简便易行的取穴方法。如取列缺，将左右两手之虎口交叉，一手食指压在另一手腕后高骨的正中上方，当食指尖处有一凹陷就是该穴。这种取穴方法是在长期临床实践中总结出来的,便于使用。

CHAPTER THREE 第三章

# 推拿疗法常见病治疗

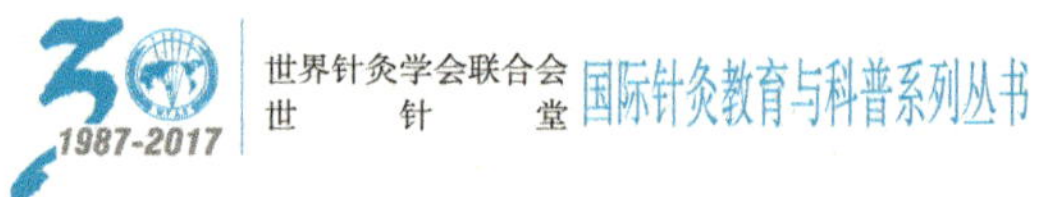

## 第一节　内科病症

### 感冒

感冒是由病毒（或细菌）感染鼻、鼻咽、咽喉部引起的一种最常见的呼吸系统疾病。临床上分为普通感冒与流行性感冒。

普通感冒多由病毒感染引起，治疗不及时常会合并细菌感染。人体受凉、淋雨、过度疲劳等因素可诱发本病。呈散发性，一般不引起流行，起病较急。早期症状有咽部干痒或灼热感、喷嚏、鼻塞、流涕。开始为清水样鼻涕，2～3天后变稠，可伴有咽痛，一般无发热及全身症状，或仅有低热、头痛，通常5～7天痊愈。

流行性感冒简称“流感”，是由流感病毒引起的急性呼吸道传染病。流感病毒极易变异，即使是患过流感的人，当下次再遇上流感流行，仍然会感染，所以流感容易引起暴发性流行。典型流感起病急，潜伏期为数小时至4天，一般为1～2天；高热，体温可达39～40℃，伴畏寒，一般持续2～3天；全身中毒症状重，如乏力、头痛、头晕、全身酸痛，持续时间长，体温正常后全身症状可持续 1 ~ 2 周；呼吸道卡他症状轻微，常有咽痛，少数有鼻塞、流涕等；少数有恶心、呕吐、食欲不振、腹泻、腹痛等。

本病属中医学“外感”范畴，中医认为因风寒、风热、暑湿、时疫之邪等外邪侵袭人体体表经络，致使肺卫失司，营卫失调，肺失宣降引起。

**治则** 宣肺解表散邪。

**取穴** 印堂、太阳、迎香、风池、合谷、鼻通、大椎、肩井、曲池、足三里。

**操作** 患者取坐式，老年体弱者可取仰卧式，闭目，全身放松。先在大椎、风池、曲池、合谷采用点按法、揉法操作，每穴 1 ~ 2 分钟，然后拿肩井 1 ~ 2 分钟，每日1 ~ 2 次。头痛者加捏印堂、揉太阳；鼻塞不通者加揉鼻通、迎香；体温高者加捏大椎、揉曲池，每穴 1 ~ 2 分钟。

**按语** 症状重者可适当增加治疗次数，但要注意掌握好手法力度，以免造成穴位局部皮肤损伤。感冒期间宜进清淡、易消化饮食，忌生冷、油腻食物。流感发生时，尽量少去公共场所，减少感染机会。

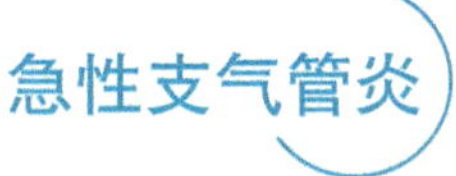

## 急性支气管炎

急性支气管炎多由上呼吸道感染后炎症向下蔓延引起。本病起病较急，营养不良和接触空气中的污染物是诱发因素。一般临床表现为:先有上呼吸道感染的症状,继而出现咳嗽、咯痰,可伴有发热、头痛等,咳嗽常持续2～3周。

本病属中医学“咳嗽”范畴,认为因外感风寒、风热、疫毒等,致肺失宣降引起。

**治则** 宣肺止咳祛痰。

**取穴** 中府、肺俞、尺泽、列缺、鱼际、丰隆。

**操作** 用拇指指腹重按中府、肺俞,每穴约半分钟,放松10秒后再按,一按一松,反复按压10余次,至局部出现胀感为止;用拇指指端用力扪按尺泽,约20秒,放松数秒后再次扪按,逐渐加大力量,一按一松,反复按压数十次,至局部现酸重感为止;用中指或食指指尖用力切(掐)按列缺、鱼际,每穴约2～3分钟,至局部出现胀感为止;用拇指指腹置于丰隆上,其余四指置于小腿肚上作捏按,用力须重,捏按半分钟后放松10秒,反复捏按10余次,直至局部出现酸胀感为止。每日1次。剧烈咳嗽者,当咽喉作痒欲咳之际,可用指腹轻轻扪按天突,15秒后放松数秒,反复多次,直至局部出现胀感为止。

**按语** 慢性支气管炎急性发作;肺炎病情迁延者,可参照本法治疗。症状较重时应配合药物治疗。气候变化和寒冷季节,避免受凉感冒,预防流感;加强体育锻炼,提高耐寒能力和机体抵抗力。

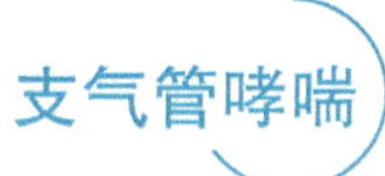

## 支气管哮喘

支气管哮喘是一种常见的发作性支气管过敏性疾病。其临床特征是反复发作，伴有哮鸣音、咳嗽和以呼气性为主的呼吸困难。一年四季均可发病，尤以寒冬季节和气候急剧变化时发病者居多。可见于任何年龄，多在12岁前开始发病。西医学认为本病发生与过敏体质有关。

本病属中医学"哮证""喘证""痰饮"范畴，中医认为素痰内伏于肺，复外感风寒、饮食不当、情志不畅等诱因而致痰气交阻，气道不利，肺气升降不利引起。当发作时，痰随气动，气因痰阻，相互搏击，阻遏气道，肺气上逆而致哮喘发作。

**治则** 涤痰化瘀，止咳平喘，解痉脱敏。

**取穴** 压痛点：在中府、天府、尺泽等穴处寻找1~2个；膻中、定喘、肺俞、尺泽、关元。

**操作**

急性发作期以拇指或食指用力按压痛点，且力量由轻到重，至症状缓解为止(一般约3~5分钟)；休息片刻，再用轻手法揉压压痛点各3分钟，1次即效。

缓解期用拇指指腹轻轻扪按膻中2~3分钟，然后改用揉法轻轻揉按该穴1~2分钟，至局部出现胀感为止；再用拇指指腹用力扪按定喘、肺俞，每穴半分钟，后放松10秒，一按一松，反复数十次，至局部出现胀重感为止；用拇指指端用力扪按尺泽，约20秒，放松数秒后再次扪按，逐渐加大力量，一按一松，反复按压数十次，至局部现酸重感为止；用拇指指腹扪按关元，用力宜较轻，或与揉法结合进行，持续按压

1～2分钟，至局部出现轻微胀感即可。每日或隔日治疗1次。

**按语** 缓解期患者，可单独以推拿疗法治疗；急性期患者，尤其哮喘持续状态者，必须配合平喘药物治疗。平时可灸膻中、足三里，或采用穴位贴敷预防。

## 流行性腮腺炎

流行性腮腺炎是指由腮腺炎病毒感染所致的急性呼吸道传染病。临床主要表现为：耳以下腮部发热、肿胀疼痛，重者可伴体温升高。春冬季节多见，小儿发病率较高。一般预后良好，但有时可并发脑炎、睾丸炎或卵巢炎（可导致成年后不孕不育）。

本病属中医学"痄腮"范畴，中医认为因外感风热、风寒，郁而化热或温热毒邪侵袭少阳、阳明脉络；或素有积热，蕴结于内，因外邪触发而流窜于少阳、阳明经，致使经气闭阻、气血留滞，发于耳后腮颊之间所致。

**治则** 清热解毒通络。

**取穴** 大椎、曲池、少商、商阳、关冲。

**操作** 先按压大椎、曲池，指力要重；再掐按少商、商阳、关冲，指力由轻到重，每穴3～5分钟。每日1～2次。发热重者可点刺十宣放血。

**按语** 推拿疗法治疗流行性腮腺炎效果较好，如果早期治疗，一般可较快治愈。本病属于急性传染性疾病，患者应隔离治疗，以防传染。

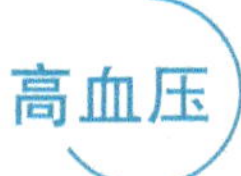

## 高血压

高血压是一种以动脉血压升高为主的综合征，是常见的心血管疾病。按照世界卫生组织/国际高血压联盟（WHO/ISH）标准，凡收缩压/舒张压≥140mmHg/90mmHg 为高血压。当血压增高时，出现头痛、头晕、头胀、耳鸣、面红、失眠等症状，病情较重者，可发生头重脚轻、视力减退、心悸、气短、健忘，甚至导致中风等严重疾病。高血压按发病原因分为原发性高血压、继发性高血压，前者原因不明，可能与肥胖、烟酒、摄盐过多、缺乏活动有关；后者可由肾脏疾病、药物及主动脉狭窄、妊娠、铅中毒等引起。

本病属中医学“眩晕”“头痛”范畴，中医认为由阴精不足，阴不制阳，肝阳上亢，蒙蔽清窍所致。

**治则** 滋肾平肝，镇肝潜阳。

**取穴** 印堂、太阳、头维、率谷、风池；中脘、神阙、气海；肾俞、命门、涌泉。

**操作** 患者取坐位，先从印堂到太阳，太阳到率谷，率谷到风池进行推压数次后，再揉压、点上述有关穴位；揉压、点中脘、神阙、气海，每穴 1 ~ 2 分钟；横擦腰部肾俞、命门一线，以透热为度，揉、点涌泉，约1～2分钟。每日1次。

**按语** 推拿疗法治疗高血压可取得较好的疗效。继发性高血压患者要积极治疗原发病。高血压病人宜低盐、低脂饮食，多食蔬菜、粗粮，戒除烟酒等不良生活习惯。

## 低血压

一般认为，成人动脉血压 <90/60mmHg 为低血压（老年人动脉血压 <100/60mmHg 即为低血压）。病情轻微者表现为头晕、头痛、食欲不振、疲劳、脸色苍白、消化不良、晕车晕船等；严重者可见直立性眩晕、四肢冷、心悸、呼吸困难、共济失调、发音含糊，甚至昏厥或需长期卧床。低血压常见于三种情况。

体质性低血压多见于20～50岁的女性和老年人，轻者可无任何症状，重者出现精神疲惫、头晕、头痛，甚至昏厥，一般认为与遗传和体质有关。

体位性低血压是患者从卧位到坐位（直立位），或长时间站立时血压下降超过20mmHg，并伴有明显症状，如头晕、视力模糊、乏力、恶心、认识功能障碍、心悸。体位性低血压可由疾病（如多系统萎缩、糖尿病、帕金森氏病、多发性硬化病、更年期障碍等）、药物（如降压药、利尿药、催眠药、抗精神抑郁药等）、久病卧床、体质虚弱引起。

继发性低血压由某些疾病、药物或检查引起，如脊髓空洞症、风湿性心脏病、慢性营养不良症，降压药、抗抑郁药，血液透析等。

本病属中医学“眩晕”“虚劳”“厥证”范畴，轻者属“眩晕”，重者属“厥证”，中医认为多因素体虚弱，气阴不足所致。

**治则** 补气养血，补肾健脾。

**取穴** 内关、百会、足三里、气海、膈俞、脾俞、肾俞。

**操作** 用拇指指尖置于内关上、食指指尖置于外关处，两指用较重力相对切按，每隔30秒放松1次，反复切按3～5分钟；用拇指指腹揉按百会，用力中等，持续按揉3～5分钟；用中指指端，扪按足三里，用力较重，每隔30秒放松1次，反复扪按3～5分钟；用拇指指腹揉按气海，用力中等，持续揉按2～3分钟；将五指撮合成梅花指状，用中等力量，叩击膈俞、脾俞、肾俞，各持续2～3分钟。上法施术时，均至有胀重或酸胀感为宜。每日1次。

**按语** 低血压患者轻者如无任何症状，无须治疗。平时积极参加体育锻炼以改善体质，运动量要逐渐增加，不能操之过急，但要持之以恒。起床时头晕眼花严重，甚至昏倒者，欲起床前应先略微活动四肢，搓搓面，揉揉腹。起床时先至坐位片刻，再慢慢下床呈立位。生活要有规律，饮食要营养丰富。

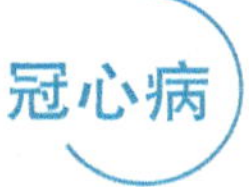

## 冠心病

冠心病是冠状动脉性心脏病的简称，是由于冠状动脉粥样硬化或血管痉挛致冠状动脉狭窄或阻塞，发生冠状动脉循环障碍，导致心肌缺血缺氧或坏死的一种心脏病，亦称缺血性心脏病。冠心病临床上可表现为心绞痛、心肌梗死、无症状性心肌缺血、心力衰竭和心律失常、猝死 5 种类型。

心绞痛表现为胸骨后的疼痛，呈压榨感，闷胀感，伴随明显的焦虑，持续 3 ~5 分钟。疼痛常放射到左肩部，也可放射到臂部、下颌、咽喉部、背部，甚至右臂。有时候心绞痛不典型，可仅表现为气紧，晕厥，虚弱，嗳气，也可能仅放射至上述部位而不影响胸骨后区，尤其在老年人。舌下含化硝酸甘油可缓解。

心肌梗死表现为持续性剧烈压迫感，闷塞感，甚至刀割样疼痛，位于胸骨后，常波及整个前胸，以左侧为重，持续 30 分钟以上，常达数小时。部分病人可沿左臂尺侧向下放射，引起左侧腕部、手指麻刺感，部分病人可放射肩部，颈部，下颌，以左侧为主。疼痛部位与以前心绞痛部位一致，但持续更久，疼痛更重，休息和含化硝酸甘油不能缓解。个别病人梗死发生时仅表现为上腹部疼痛，容易与腹部疾病混淆。梗死发生前一周左右常有前驱症状，如静息和轻微体力活动时发作的心绞痛，伴有明显的不适和疲惫。

上述两类属中医学“胸痹”“真心痛”“心悸”范畴，中医认为由年老体衰，脏腑功能虚损，阴阳气血失调，加之七情六淫的影响，导致气滞血瘀，胸阳不振，痰浊内生，使心脉痹阻而致病。

**治则** 行气活血，通经止痛。

**取穴** 压痛点(在至阳、心俞、膈俞等穴处及其附近寻找);至阳、心俞、膈俞、内关、神门、足三里、太冲、涌泉。

**操作**

发作期先在至阳、心俞、膈俞等穴处及其附近寻找压痛点,后用拇指适当用力按揉压痛点,逐渐用力,直至缓解。

平稳期用拇指按揉心俞、膈俞、至阳各2~3分钟;用拇指按揉内关100次;用中指点按神门50次;用拇指按揉足三里、太冲各50~100次;按揉并搓擦涌泉,以热为度。每日1次。

**按语** 本法仅作为疾病发作时没有治疗条件是应急或平时预防,一旦发病应积极治疗。随身携带急救药品,如硝酸甘油,要把药物放在右手容易取到的口袋里,一旦心绞痛发作就可方便取用,它能够使心绞痛得到迅速缓解。保持情绪稳定,戒烟戒酒,用餐不要过饱,在医生的指导下做有氧锻炼。

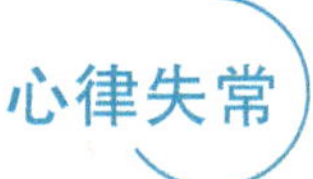

## 心律失常

心律失常指心律起源部位、心搏频率与节律、冲动传导等任何一项异常。其临床表现多样,有些患者无任何不适,只有心电检查异常;有些患者仅有轻度不适,如偶感心悸等;而有些则病情较重,发作时有头昏、眼前黑蒙、晕厥,甚至死亡。

本类属中医学“惊悸”“怔忡”“眩晕”“厥证”范畴,中医认为多因痰浊、瘀血、气滞等使气机逆乱致心神不安，或因气血阴阳之虚损使心失所养所致。

**治则** 行气调神定惊。

**取穴** 内关、神门、三阴交、郄门、大陵、劳宫、心俞。

**操作** 先用拇指指尖置于内关上，其余四指置于该穴背面，拇指用力切（掐）按，按压时间不少于 2 分钟，以局部有明显酸胀感或者心律有所恢复为宜。再用拇指指腹置于三阴交上，食指指腹置于该穴背后，拇指、食指相对捏按，用力宜稍重，持续捏按半分钟，放松 10 秒后再次捏按，可反复捏按十余次，以局部有明显酸胀感为止。然后用拇指指腹置于心俞上，用重力扪按 10 ~ 20 秒，放松数秒后再次扪按，用力逐渐加重，可反复扪按 7 ~ 10 次，直至局部出现明显胀感为止。神门、郄门、大陵、劳宫四穴的治法与内关穴相同，但按压时间约为 1 分钟。每日 1 次。

**按语** 此法特别适用于心动过速或心动过缓者，有调整心律和心率的作用。

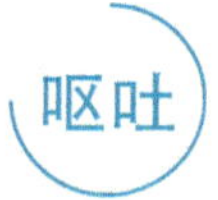

## 呕吐

呕吐是临床常见症状，表现为呕吐胃内容物，或干呕无物，持续反复发作。可见于西医学多种急慢性疾病，如急、慢性胃肠炎，幽门痉挛或梗阻，肝炎，胰腺炎，胆囊炎，食道癌，胃神经官能症，内耳眩晕性呕吐及颅脑病变等。

本病属中医学“呕吐”范畴，中医认为由外感邪气、情志失调、饮食不节、劳倦久病等引起胃失和降，胃气上逆所致。

**治则** 调和脾胃，降逆止呕。

**取穴** 内关、足三里、公孙、太冲、中脘。

**操作** 先行背部循压法，抑制胃气上逆；再点内关，以解胸胃之间的满闷，然后点足三里，以诱导胃气下降。因呕吐重而致头昏者，加头部推运法（本法应在背部循压法以前使用），另可配合按揉公孙、太冲，摩中脘，每穴 100～200 次。每日 1～2 次。

**按语** 上部穴位手法宜轻，下部穴位手法宜重。酌情把上部穴位的手法次数减少些，下部穴位的手法次数增多些，这都具有诱导胃气下降的作用，以增加疗效。不同病因引起的呕吐，施术后疗效亦不同。无器质性病变及病症轻微者效果较好，而病程长，病重体弱者，疗效较差。进食容易消化的食物，如果时间较长仍未痊愈，要到医院就诊，排除器质性疾病。

## 膈肌痉挛

膈肌痉挛是指气逆上冲，发于喉间，呃呃连声，声短而频为主症的一种病症。可见于膈肌痉挛、胃肠神经官能症、胃炎、肝硬化晚期、脑血管病及尿毒症等疾病。有时输液过凉，特别是输激素类药物时，也可引起。

本病俗称“打嗝”，属中医学“呃逆”范畴，中医认为多因外感风寒，饮食不当，邪积中脘，或暴怒气逆，大病久病等，使胃失和降，胃气上逆所致。

**治则** 和中降逆止呃。

**取穴** 内关、合谷、足三里。

**操作** 患者坐位，掌面朝上，屈肘成 90°，术者面对患者，以双手拇指分别平放于患者左右手内关上，食指及中指分别置于外关及其下方，以中指托住双腕，然后用拇指、食指用力捏压，给予重度或中度刺激，同时令患者做深呼吸运动。以双手拇指用力按压两侧合谷。以双手拇指用力按压两侧足三里。每穴每次 3 ~ 5 分钟，每日 1 ~ 2 次，个别视病情可增加次数。重症患者，掐按攒竹、涌泉、鱼腰常可缓解，手法宜重，但老年、病重、体弱者慎用。

**按语** 打嗝常常在吃饭过快、食物过热时产生。一般情况下，数分钟即可平息。如果持续不停地连续几天打嗝儿，可能是胃、横膈、心脏、肝脏疾病或者肿瘤的症状，应及时去医院进行细致的诊治。

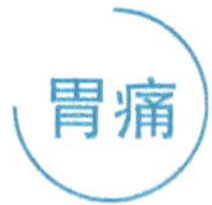

## 胃痛

胃痛是指上腹胃脘部经常反复发作性疼痛，疼痛持续 1 ~ 2 小时逐渐减轻，疼痛停止后，上腹部有不舒适感觉，兼有背部疼，在脾俞、胃俞等处有压疼，有时伴恶心，嗳气，吞酸。常见于急、慢性胃炎，十二指肠炎，消化系统溃疡，胃肠神经症，胃黏膜脱垂等疾病。临床上以3个月以上持续不愈的胃部疼痛称为慢性胃痛。

本病俗称“心口痛”，属中医学“胃脘痛”范畴，中医认为由情志失调、饮食不节、受寒、劳累等致胃气郁滞、气血不畅。气滞血瘀，不通则痛；或胃腑失于温煦及濡养，不荣则痛。

**治则** 和胃止痛。

**取穴** 胃俞、内关、足三里、梁丘、内庭、中脘、陷谷、脾俞、肝俞。

**操作** 先拿点内关100次，点揉足三里、梁丘、内庭穴各50~100次；再顺时针摩腹3~5分钟，以擦点法在背脊部往返操作5~10遍，后按揉脾俞、肝俞、胃俞各30~50次；然后搓擦两胁肋部5~10遍；最后用掌按振腹部5~10遍，每日1~2次。疼痛剧烈者，可先用力点按脾俞、胃俞、肝俞、足三里等穴，等疼痛缓解后，再按上述方法治疗。

**按语** 对于急性胃痛1次即可见效，慢性胃痛要坚持治疗2周以上，可隔日1次。胃痛与饮食密切相关，切忌暴饮暴食，要注意饮食卫生，少食多餐，勿食生冷不洁之物，不过食肥甘厚味之品。

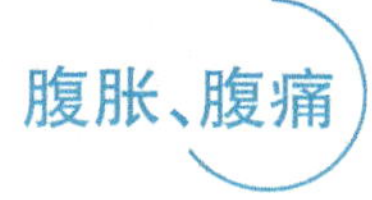

## 腹胀、腹痛

腹胀、腹痛是指肚脐以下、耻骨毛际以上的部位发生或痛或胀的疾病，是临床常见多发病。本病既可单独出现，亦可继发其他疾病中，如消化系统：急、慢性肠炎，功能性消化不良，慢性溃疡性结肠炎，肝胆疾病（胆囊炎、胆结石、胆道蛔虫症等），泌尿系结石，多种妇科病。

本病属中医学“腹痛”范畴，中医认为多因外感时邪、饮食不节、情志失调及素体阳虚导致的气机郁滞、脉络闭阻及经络失养所致。

**治则**　行气健脾止痛。

**取穴**　中脘、神阙、足三里、合谷、内关。

**操作**　先以四指绕脐周 2 寸处作环状叩击 5 遍，频率为 100 次/分钟，然后按压中脘、神阙、足三里、合谷、内关各穴 2 分钟。每日1～2 次。

**按语**　推拿疗法治疗腹痛、腹胀疗效较好，但本病病因复杂，对疗效差或反复发作者，应及时就医以明确诊断，以免延误病情。

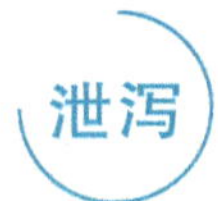

## 泄泻

泄泻是以大便次数增多、质稀或如水样为主要表现的病症。一年四季均可发生，尤以夏秋两季最为多见。常见于急慢性肠炎、慢性溃疡性结肠炎或肠功能紊乱等疾病。可表现为以下三类。

急性泄泻泄泻频发，粪便稀薄，甚至泻出如水样，腹痛明显，可有发热；

慢性泄泻肠鸣、腹胀，有时腹疼，不能受凉，不敢吃生冷食物和肉食，稍一不慎腹痛拉稀。大便不成形，如糊状便，1 日 3～5 次不等，便前腹疼，便后缓解。

中医认为本病致病原因有感受外邪、饮食所伤、七情不和及脏腑虚弱等，但主要在于脾胃功能障碍。

**治则** 调和肠胃。

**取穴** 天枢、内关、足三里、神阙、中脘、水分、气海。

**操作** 先用拇指指端按揉天枢、内关、足三里，每穴2～3分钟；再用双手搓热后按于肚脐（神阙），亦可热敷；然后点按中脘、水分、气海，每穴 1～2 分钟。每日 1～2 次。

**按语** 推拿疗法对泄泻的疗效，一般来说急性易治，慢性较难，但都有较好的疗效。发病期间应注意饮食，忌生冷油腻之品，平时也应注意饮食卫止。本病在临床常见泄泻频繁所导致的脱水现象。因此，在治疗的同时，要求病人卧床休息，并大量饮用糖盐水。对脱水严重者应及时给予静脉补液。由恶性病变所引起的泄泻，则当采取综合疗法。发热者提示可能有感染，应在明确诊断基础上抗炎治疗。

## 便秘

便秘又称功能性便秘，或称习惯性便秘。是指大便次数减少，排便间隔时间过长，大便干燥难解，或欲大便而艰涩不畅，无力排出的一种病症。在正常情况下，食物通过胃肠道，经过消化、吸收，所剩糟粕的排泄需要 24～48 小时，若排便间隔超过 48 小时，即可视为便秘。便秘日久，常伴有腹胀、腹痛、头晕、脑胀、食欲减退、睡眠不安等症状，严重者往往发生痔疮、肛裂。

中医学认为此病多因排便动力缺乏，或津液枯燥所致。

**治则** 润肠通便。

**取穴** 支沟、神门、中脘、天枢、气海、长强、神阙。

**操作** 先按揉支沟、神门、中脘、天枢、气海、长强各 1 分钟，然后用右手掌心贴紧神阙穴，左手压在右手背上，做顺时针旋转揉动 2～3 分钟。每日 2 次。

**按语** 推拿治疗便秘有良好的疗效，对排便功能有明显的调整作用，但应积极寻找病因，针对病因治疗。平素合理调配饮食，多食含有纤维的蔬菜，少食辛辣之品，养成良好的生活习惯，定时排便，不要依赖泻药排便。对于高血压和动脉硬化的老年人，用力屏气排便则是脑出血及心肌梗死的常见诱因，因此，此类患者应注意避免便秘，保持大便通畅。

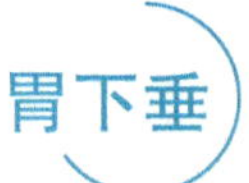

## 胃下垂

胃下垂是由于胃支持韧带的松弛或胃壁的弛缓，以致在站立时，胃下缘达盆腔，胃小弯弧线最低点降到髂嵴连线以下的病症。本病可由多种原因引起，如体形瘦长、腹肌不结实者，腹压突然下降，多次生育使腹肌受伤等。临床可见,病人形体消瘦,食欲减退,腹部胀闷、疼痛,饭后饱胀感更明显,自觉有下坠感受或腰带束紧感,伴有恶心、嗳气、头晕、面色萎黄、全身乏力、心慌、失眠或腹泻与便秘交替出现等。

本病属中医学"胃下""胃缓""腹胀"范畴,中医认为多因中气下陷、胃肠停饮、肝胃不和所致。

**治则** 补中益气,健脾和胃。

**取穴** 百会、中脘、气海、足三里、胃俞、脾俞、肾俞、关元。

**操作** 以百会为中心,用拇指指端叩击头部3~5分钟;按揉中脘、气海、关元、胃俞、脾俞、肾俞各50~100次;掌振腹部1~2分钟;再用一手五指端掐入胃体下缘,边振动,边向上托起,即采用托法,重复3~5遍;一手按住肩胛骨的肩峰端,另一手掌心向外,自肩胛骨的下端斜向上方用力掐入肩胛骨与肋骨之间,即采用掐法,左右各5次;掌摩腹部3~5分钟;按揉足三里穴30~50次;用手掌擦热背部两侧的膀胱经。每日1次,症状改善后,可改为隔日1次。

**按语** 饮食起居要有规律,少食多餐,不要吃生冷刺激及不易消化的食物。饭后不宜散步、骑车,可平卧休息片刻。加强营养,坚持腹肌锻炼,纠正不良体位。可坚持做胃下垂保健操:仰卧起坐、仰卧挺腹臀部离开床面、仰卧抱膝摇、仰卧踏车、仰卧双腿直腿抬高、仰卧单侧直腿抬高。可服用补中益气丸等配合治疗。

## 脱肛

直肠、肛管在排大便后向下脱出于肛门之外，称为直肠脱垂，俗称脱肛。脱肛的原因多由于肛提肌和盆底肌薄弱或肛门括约肌松弛。本病多发生于5岁以下的小儿（儿童时期盆腔内支持组织发育不全）和老年人，也见于多次分娩的妇女。长期腹泻、便秘、前列腺肥大、膀胱结石、慢性咳嗽等导致持续性腹压增加的疾病，是本病的诱因。中医学认为此病多因气血不足，气虚下陷所致。

**治则**　疏风散寒，温经通络，行气活血。

**取穴**　百会、承山、会阳、长强、大肠俞。

**操作**　坐位或仰卧位，术者用左手固定患者头部，以右手手指轻轻按揉百会穴1～2分钟；用双拇指指腹揉压双侧承山、大肠俞，再以食指揉压、提托会阳、长强，每穴1～2分钟。每日1次。

**按语**　对于小儿，按揉百会穴时手法要轻巧，不可过于用力，防止压伤囟门。本病在治疗的同时，应进行提肛训练。饮食宜清淡，勿食辛辣肥甘之品，保持大便通畅，避免过于劳累。

## 痔疮

痔疮是指在直肠下端黏膜下和肛门皮下静脉丛，因血管扩张形成团块。临床上以便血、痔核脱出、肿痛为主要表现，若便血反复出现，可导致贫血而出现头晕、目眩、乏力等贫血症状。多见于成年人。

中医学认为此病多因饮食不节，损伤脾胃，胃肠燥热，伤津耗液，燥屎内结，下迫大肠；或因湿热下注，蕴聚肛门，气滞血瘀，经脉壅遏，筋脉弛纵所致。

**治则** 清热润肠通便，益气升提止陷。

**取穴** 长强、二白、上巨虚、承山、三阴交、会阳、百会、支沟、大肠俞、八髎。

**操作** 先点揉长强或会阳 200~300 次；拿点二白 100 次；再按揉三阴交、上巨虚、承山穴各 50~100 次；然后掌按八髎 5~10 分钟，并擦热腰骶部。每日 1 次。便秘者加顺时针摩腹，多多益善，点按支沟 50~100 次；排便无力者加按揉百会穴 100 次。

**按语** 本病患者平素应多食新鲜蔬菜，忌食辛辣。加强提肛功能锻炼，养成定时排便习惯，以保持大便通畅，防止便秘。治疗当日应避免重体力劳动，饮食清淡，并忌烟、酒。孕妇禁用本法。

## 泌尿系结石

泌尿系结石包括肾结石、输尿管结石、膀胱结石和尿道结石，是临床常见多发病。主要表现为剧烈疼痛，疼痛部位随病而异，如痛在下腹部为膀胱结石，并向外阴及会阴部放射痛，且排尿中断；痛在尿道为尿道结石，伴尿流不畅，多见于男性；痛在腹部两侧为输尿管结石，为绞痛，并向大腿内侧，腹股内放射；痛在一侧肾区为肾结石，为突发性腰背部或侧腹部剧烈疼痛或绞痛。疼痛发作时，可坐立不安，伴血尿、尿频、尿急，严重者出现恶心、呕吐等。

本病属中医学“石淋”范畴，中医认为多因湿热下注，尿液浓缩成石阻塞尿路，使下焦气机郁闭不通而致。

**治则** 清热利湿通淋。

**取穴** 气海、关元、中极、膀胱俞、肾俞、肝俞、次髎、阴陵泉、太溪、三阴交。

**操作** 先用中指指端点按气海、关元、中极，各30~50次，用力稍重；用掌根以关元为中心摩擦下腹部，以发热为度，后用掌根在下腹正中线自脐水平向下直推100次，逐渐加力，用力稍重；用拇指指腹按揉肝俞、肾俞、膀胱俞，各5分钟，以局部有酸胀感为度；用较重力量点按次髎，各30~50次，随即摩擦腰骶部，至热为度；用较重力量按压双侧三阴交、阴陵泉，各100次，拿捏太溪30~50次。每日2次。

**按语** 本法有明显的止痛作用，复发时再次使用仍然有效，但此仅为治标之法，仍需配合其他疗法共同治疗。嘱患者坚持每天做到“三多”，即多饮水，保持每日尿量在2000毫升左右；多吃水果蔬菜；多做“跳跃”活动，以利于结石的排出。

## 尿潴留

尿潴留是指小便不利，点滴而出，甚至闭塞不通。多见于慢性前列腺炎、尿路结石、尿路肿瘤、尿路损伤、尿路狭窄、中枢神经性疾病等，也可见于产后妇女及术后患者。

本病属中医学“癃闭”范畴，中医认为小便的通畅，有赖于三焦气化的正常，三焦气化不利，可导致癃闭发生。

**治则**　疏利三焦气机。

**取穴**　气海、关元、中极、三阴交、复溜、涌泉。

**操作**　先以顺时针方向揉摩小腹10分钟；再按揉气海、关元、中极，各2分钟；然后点按三阴交、复溜，各2分钟；擦涌泉，以热感为度。每日1次。

**按语**　可在病人耻骨上区域交替施以冷、热敷，刺激膀胱收缩以促其排尿。给病人听流水声进行暗示，诱导排尿。也可轻轻按压耻骨上膀胱区，帮助排尿。推拿治疗对非阻塞性尿潴留效果良好，因尿潴留膀胱过度充盈时，宜导尿，慎点膀胱局部穴位治疗。

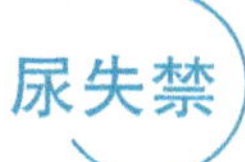

## 尿失禁

尿失禁是指病人不能控制排尿，致使尿液淋漓不尽，不自主外溢，或在咳嗽、喷嚏等腹压增加时有少量尿液外溢。多见于经产妇、老年人，如果体质虚弱或患有前列腺肥大也可发生本病。亦可见于老年动脉硬化，大脑皮层支配膀胱及尿道括约肌的功能障碍，或尿道括约肌受损、手术后疼痛等原因，引起膀胱收缩无力或膀胱、尿道括约肌松弛。

本病属中医学“尿漏”“尿崩”范畴，中医认为由于肾气虚弱，膀胱气化失职，开阖不利，或膀胱湿热，经气受损，通调无权所致。

**治则** 补益肾气，清热利湿。

**取穴** 背部膀胱经大杼至膀胱俞；神阙、中极、水道、阴陵泉、三阴交。

**操作** 患者俯卧位，擦背部膀胱经，以热为度，后点按脾俞、肾俞、膀胱俞，各 2 分钟；双手掌擦热按于肚脐，反复数次，后揉神阙 2 分钟；依次按揉中极、水道、阴陵泉、三阴交，各 2 分钟。每日 1 次。

**按语** 对于精神、神经性尿失禁，及肌张力低下、尿道炎症者疗效较好；对大脑、脊髓器质性病变引起者疗效较差；对泌尿生殖器官畸形引起的遗尿无效。

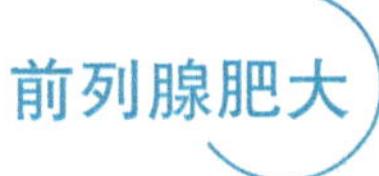

## 前列腺肥大

前列腺肥大又称前列腺增生症，该病多发于老年人，中青年人亦有发生。临床主要表现为小便不通或不利。

本病属中医学“癃闭”范畴，认为与三焦功能失调有关。

**治则** 通利三焦。

**取穴** 关元、中极、会阴、肾俞、膀胱俞、八髎、三阴交。

**操作** 先以关元为中心顺时针方向揉摩小腹 10 分钟，即改为自上向下(由气海至曲骨)推压 15～30 遍后，再点压关元、中极、会阴各 50～100 次；然后按揉肾俞、膀胱俞、三阴交各 3～5 分钟，按点八髎 5～10遍，并擦热腰骶部。每日 1～2 次。

**按语** 本法有良好的治标作用，但根治本病，应以本法为辅，内外并治，可缩短疗程，提高疗效。患者用手掌平贴于自己的小腹部，轻轻施加压力，从上向下挤压膀胱底部，对帮助排尿可起到良好的效果。也可采取热敷膀胱区及会阴部，有诱导排尿作用。

## 慢性前列腺炎

慢性前列腺炎是成年男性常患的一种泌尿系统疾病，中年人较多见。常因细菌侵犯后尿道，经过前列腺管而入腺体引起发炎；另外性生活过度频繁、过度节制或性交中断、慢性便秘等都可引起前列腺慢性充血，引起前列腺分泌物长期淤积，腺体平滑肌张力减退，从而导致前列腺的慢性炎症。临床主要表现为：尿频、尿后滴尿、尿道灼热、尿初或尿末疼痛；疼痛常放射至阴茎头和会阴部；便后或尿后尿道口常有白色分泌物渗出。伴有下腰部酸痛，小腹及会阴区坠胀、不适以及性欲减退、遗精、早泄、射精痛和阳痿等。

本病属中医学“淋证”“尿浊”“癃闭”范畴，中医认为由肾虚、湿热下注而成。

**治则** 利尿通淋，活血化瘀。

**取穴** 关元或中极、曲泉、阴陵泉、大敦、会阴、肾俞、膀胱俞、八髎。

**操作** 先以关元或中极为中心顺时针揉摩小腹10~15分钟，点按曲泉，阴陵泉各100~300次，掐点大敦50~100次；再振点会阴2~3分钟，点揉肾俞，膀胱俞各100次；然后按点腰骶部八髎5分钟，并擦热腰骶部。每日1次。

**按语** 本病应以药物治疗为主，本疗法为辅，内外兼治效果更佳。戒酒烟，饮食宜清淡而有营养；戒除手淫等不良习惯，节制性生活；少穿紧身厚裤，尽量使外阴温度降低。避免久坐；不宜长时间骑自行车、骑马；适当多饮水，不要憋尿；注意个人卫生，包皮要经常外翻清洗。

## 遗精

遗精是指在无性生活状态下发生的精液遗泄。健康未婚男子，每月有1~2次遗精，符合正常生理规律。如果未婚男子遗精次数过多，或婚后性生活规律，仍然多次遗精，都属于病态，多见于神经衰弱、精囊炎、睾丸炎等。

中医学把有梦而遗称“梦遗”，无梦而遗称“滑精”，认为是由肾气不固所致。

**治则** 驱除病邪，补肾固封。

**取穴** 会阴、百会、印堂、神门、肾俞、命门、三阴交、太冲、太溪、涌泉。

**操作** 先用拇指指端点按会阴100次，点揉印堂100次，百会300次；再按点神门50~100次，按揉肾俞、命门各100次，并擦热腰骶部；然后按揉三阴交、太溪、太冲各30次，擦涌泉200次。每日1次。

**按语** 遗精多属功能性，因此在治疗的同时，认真对患者进行解释和鼓励，消除患者的疑虑，使其正确对待疾病。由某些器质性疾病引起的遗精、滑精，应同时治疗原发病。在临睡前，热水泡脚15分钟，然后按涌泉，有利于巩固疗效。

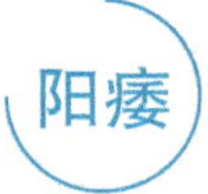

## 阳痿

阳痿是指男子未临性功能衰退时期，出现阴茎不能勃起或勃起不坚，影响正常性生活的病症。依据致病原因分：精神性阳痿，血管性阳痿，神经性阳痿包括颅内疾病、脊髓损伤和脊髓疾病、周围神经功能障碍，内分泌性阳痿包括原发性生殖腺功能低下、继发性生殖腺功能低下、高泌乳素血症、甲亢、甲低等，药物及生殖器官本身疾病如尿道下裂和尿道上裂等。

中医学认为阳痿与肝、肾、阳明三经有密切关系，主要原因有肾气虚弱、劳伤心脾、七情内伤、湿热下注。

**治则** 补肾藏精，清热除湿，养心安神。

**取穴** 肾俞、命门、八髎、关元、神门、太溪、太冲、三阴交、足三里、涌泉。

**操作** 先擦点腰骶部八髎 5 ~ 10 分钟，点揉肾俞或命门 50 ~ 100 次，擦热腰骶部；再摩揉关元 5 分钟，后用食指和中指夹住阴茎根部，有意识向腹内推进 10 ~ 20 次，接着一手握住阴茎向上提拉 10 ~ 20 次，再双手掌心握搓睾丸 20 ~ 30 次；拿点神门 50 ~ 100 次，按揉太溪、太冲、三阴交、足三里穴各 30 ~ 50 次，擦涌泉 200 次。每日 1 次。

**按语** 体育锻炼能使气血和畅，对本病康复有帮助，病人可根据体力条件，选作各种体育运动，如长跑、游泳、球类、散步、体操、拳术等。应适当增加营养，四时适当进食滋养及温补性食物，如羊肉、狗肉、牛肉、鸡肉、鸟类、鱼类、脊骨汤、枣、莲子、核桃等。忌生冷寒凉及肥腻食物。

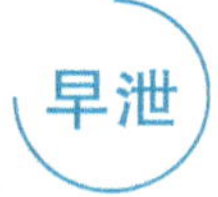

## 早泄

早泄是行房时阴茎刚插入或未插入阴道而射精，导致阴茎萎软而不能进行正常性交。临床上一般有两种表现：一是行房事时，男子阴茎勃起，尚未性交，便已射精；二是在刚开始性交就立刻射精，随之阴茎软缩。早泄的病因绝大多数为心理性的，如青少年患手淫癖，婚前性交，婚外性生活，夫妻性关系不谐，多会导致心情焦虑，情绪紧张，使大脑或脊髓中枢兴奋性增强而致早泄；另有少数为器质性病变引起，如慢性前列腺炎、精囊炎、包皮系带短、尿道下裂等。

中医学认为多因湿热或相火扰动，或肾气亏虚，精关失固，精液封藏失职而成。

**治则** 补肾固封，清热除湿，养心安神。

**取穴** 关元、内关、太冲、三阴交、涌泉。

**操作** 先用拇指指腹轻轻揉按关元 3 ~5 分钟，以局部有酸胀感为宜；再用食指指端用较重力捏按内关，每隔 10 秒放松 1 次，反复捏按 3 ~5 分钟，以局部有较强烈酸胀感为度；然后用拇指指端用重力捏按太冲、三阴交、涌泉，每隔 10 秒放松 1 次，每穴反复捏按 3 ~5 分钟，以局部有较强烈酸胀感为宜。每日 1 次。

**按语** 早泄常为阳痿的前驱症状，或二者共同存在，故应早做治疗。注重精神调养，正确对待性生活，即便确实患有本病，亦要放下包袱，积极治疗。同时妻子要温存体贴，帮助患者树立信心，而不要抱怨，施加心理压力。坚持参加适度的体育活动如散步、慢跑、体操、球类、太极拳等，以不感劳累为度。饮食调理偏于补益，忌生冷寒凉。

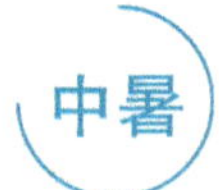

## 中暑

中暑是发生在夏季的一种急性病症，多因在夏季烈日之下暴晒，或在高温环境下长时间作业而引起的急性病症。临床主要表现为：卒然头昏、头痛、心中烦乱、无汗、眼发黑、恶心、倦怠、四肢发冷、指甲与口唇乌青，甚则口噤不能言，神昏、转筋抽搐；或壮热、烦躁，或汗出气短、四肢逆冷、神志不清、血压下降或腹痛剧烈、欲吐不出。

本病属中医学“发痧”范畴，中医认为由感受暑热或暑湿秽浊之气，致邪热郁蒸，气血滞塞，正气耗伤而发病。轻者为“伤暑”；重者为“暑风”或“暑厥”。

**治则** 醒脑开窍。

**取穴** 人中、十宣。

**操作** 中暑，突然晕厥，不省人事者先重掐人中，再掐十宣，交替进行，手法要快捷。

**按语** 避免长时间烈日、高温下作业，适当多饮水。轻症者要及时采取防暑降温措施，以免发生晕厥。

## 头痛

头痛是临床常见的自觉症状，既可单独出现，亦可并发于其他疾病，如五官疾病、血管及神经系统疾病等很多疾病都可以引起头痛。临床表现为：额部、颞部及枕部的剧烈疼痛，有跳痛、胀痛、搏动性痛，每次发作持续数小时，伴有恶心、呕吐，出汗、心慌、面色苍白或潮红、流泪。

本病属中医学"头痛""头风"范畴，中医认为多由病邪阻络，头部脉络不通所致。

**治则** 祛风除湿，清利头目，镇肝熄风，疏通经脉。

**取穴** 风池、天柱、百会、头维、印堂、太阳、合谷、太冲、昆仑、痛点。

**操作** 用拇指或食指用较重力量扪按双侧风池，后按天柱，每隔 15 秒放松 1 次，反复按压，直至局部出现胀重感为止；用拇指指腹揉按百会，后揉按头维，用力中等，持续揉按 3 ~ 5 分钟，直至局部出现轻微热感或胀感为止；五指指端合成梅花指状，轻度叩击印堂穴及前额、颞顶、后头项背等处 3 ~ 5 分钟，以患者头痛有所缓解为宜；用双拇指指腹同时揉按双侧太阳，先顺时针方向揉按 30 次，再逆时针方向揉按 30 次，用力轻重视头痛轻重而定，症状轻者用力轻，重者用力适当加重；用拇指指尖用力切按合谷，每隔 10 秒放松 1 次，直至局部出现难以忍耐的酸痛感为止；用拇指指尖切按太冲，用力要重，每隔 15 秒放松 1 次，直至头痛稍有缓解为止；用拇指指腹置于昆仑，食指或中指指腹置于该穴背面（太溪穴），两指用重力捏按，每隔 15 秒放松 1 次，至现酸感为度；用拇指指腹扪按头痛最厉害的部位（痛点），用力稍重，每隔 15 秒放松 1 次，反复多次，以局部疼痛缓解为止。每日 1 次。

**按语** 推拿疗法主要是对症治疗，治疗前应尽量明确病因，尤其用本法治疗无效时，应及时检查或采用其他疗法，以免延误病情。

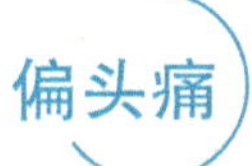

## 偏头痛

偏头痛是由于脑血管功能紊乱所引起的一种剧烈性头痛。疼痛位于一侧颞部，时痛时止，多呈周期性发作。一次发作可持续数小时或数日，以后逐渐减轻而至缓解。常在入睡后完全缓解，开始发作前常有先兆症状，如患者先有嗜睡、倦意、忧郁感或眼前出现闪光、暗点，有时还可出现面唇和肢体麻木、失语等。本病多见于女性，多在青春期发病，其中部分患者与月经周期有密切关系。男性亦可发生，而以中老年人为多见。精神紧张、过劳、气候变化、强光刺激、烈日照射、轻度低血糖、应用血管扩张药及利血平、食用酪胺含量高的食物如巧克力、乳酪、柑橘以及饮酒等均可诱发偏头痛。

本病属中医学“头风”“偏头痛”“厥头痛”范畴，中医认为多因风、火、痰、瘀以及肝、脾、肾等脏腑功能失调，复感外邪而诱发。

**治则** 疏风降火，化痰祛瘀，补肾。

**取穴** 风池、大椎、前额眼眶至太阳、百会、头维、肝俞、心俞、脾俞、胃俞、肾俞。

**操作** 患者取正坐位，双目微闭。先捏、压、揉颈（自风池～大椎)3 遍,再揉压风池、太阳各 5 分钟,揉推压前额眼眶至太阳、风池 5 遍,再指压百会、头维穴各 1 分钟,然后振颤或五指叩击肩背部俞穴 3 遍,揉压肝俞、心俞、脾俞、胃俞、肾俞,共约 10 分钟,点压肩井穴 3 遍。依次进行操作,未止痛再施术 1 次。

**按语** 生活规律,注意劳逸结合,保证充足睡眠,防止过度疲劳,防止冷热刺激,避免强光和烈日照射;适当多吃新鲜蔬菜和水果,不吃辛辣刺激性食物;戒烟酒。放松思想,解除紧张情绪,保持心情轻松愉快。

## 三叉神经痛

三叉神经痛是指在三叉神经分布的面部区域内,突然发生的阵发性、短暂性的烧灼样或刀割样的剧烈疼痛。疼痛,多于下唇(下颌支)、上唇、鼻翼、(上颌支)、眼眶(眼支)等处,向外侧放射,不扩散至后头部。一般分为发作期与缓解期,发作期起病急骤,疼痛为阵发性,痛如刀割、锥刺、电击样阵痛,其来去突然,持续时间仅数秒至数分钟,频率自 1 天数次至 1 分钟多次,多深夜发作。在发作数周或数月后常可自行缓解数月至数年,即为缓解期。此病多见于中老年女性。主要由于头面部受风寒,精神刺激以及牙齿感染等引起,少数患者是由鼻咽部的肿瘤以及颅内疾病继发所致,应加以区别。患有此病,无论是洗脸,或用冷水漱口、饮用热饮料、吹风均可诱发面部三叉神经所管的某一区域出现突发性疼痛。

本病属中医学“面痛”范畴，中医认为多由风寒邪气客于面部经络，致使筋脉拘急收引所致；或肝郁化火，循经上扰；或阴虚火旺，虚火上炎所致。

**治则** 疏风散寒，温经通络，行气活血。

**取穴** 眼支痛：阳白、头维、足临泣；上颌支痛：颧髎、合谷、外关；下颌支痛：下关、颊车、内庭。

**操作**

眼支痛用食指或拇指指腹揉按阳白、头维，用力稍轻，各 2 ~ 3 分钟，直至局部出现酸胀感为止；再用食指尖用力切按足临泣，每隔 20 秒放松 1 次，反复切按，直至局部出现极强酸痛感为止。

上颌支痛用食指指腹扪按颧髎，用力中等，每隔 20 秒放松 1 次，如此反复，至现较强酸感为止；再用拇指指尖切按合谷、外关，用力较重，至出现较明显的酸胀感为止。

下颌支痛下关、内庭治疗方法同合谷。用拇指指腹扪按颊车，用力中等，每隔 20 秒放松 1 次，反复扪按 2 分钟后，改用拇指指尖切按该穴，每隔 20 秒放松 1 次，直至出现较明显酸胀感为止。每日 1 次。

**按语** 推拿治疗本病效果较好，但尚应注意排除脑部占位性病变。保持心情舒畅，注意适当的体育锻炼，积极配合医生的治疗。避免食用刺激性食物和受凉等诱发因素。

## 周围性面神经麻痹

周围性面神经麻痹是颈乳突孔内急性非化脓性面神经炎引起的周围性面神经瘫痪。起病突然,多在睡眠醒来时,发现一侧面部板滞、麻木、瘫痪,不能做皱眉、露齿、鼓颊等动作,口角歪斜,漱口漏水,进餐时食物常常停滞于病侧齿颊之间;病侧额纹、鼻唇沟消失,眼睑闭合不全,迎风流泪。部分患者初起有耳后、耳下及面部疼痛,还可出现患侧舌前2/3味觉减退或消失、听觉过敏等症。

本病属中医学"面瘫"范畴,中医认为因风中经络、经气阻滞导致。

**治则** 疏风散寒,活血通络。

**取穴** 四白、地仓、下关、颊车、翳风、合谷、风池、曲池、足三里、三阴交、太冲。

**操作** 先用拇指指面点揉四白、地仓、下关、颊车、翳风穴各100次,又用大鱼际按揉患侧3~5分钟,以至局部有温热感为佳;再拿捏风池、曲池、合谷、足三里、三明交、太冲,各20~30次,以至局部有较强的酸胀感为宜;然后用大鱼际按揉健侧1~3分钟,按揉患例3~5分钟,以局部有温热感为宜。每日1次。

**按语** 注意头面部保暖,勿用冷水洗脸,局部避免受寒吹风,必要时可戴口罩、眼罩防护。因眼睑闭合不全,灰尘容易侵入,每日点眼药水2~3次,以防感染。面瘫疾患者应注意功能性锻炼,如抬眉,双眼紧闭，鼓气，张大嘴，努嘴，示齿耸鼻，湿热毛巾热敷，每天3～4次以上。

## 面肌痉挛

面肌痉挛又称面肌抽搐或阵挛性面肌痉挛，指面神经所支配的面部肌肉发作性无痛性阵挛性收缩。常始于眼下部，随即波及口周，几个月至几年内逐渐加重，严重者整个面部甚至同侧颈部均可发生痉挛。安静时减轻，情绪紧张、疲劳、激动时加重，睡眠时消失。临床表现为电击样、抽搐发作，有间歇期，自己不能控制。发作时，病人半侧面肌强劲地、阵发性抽搐，眼睑紧闭，口角歪斜，抽搐时间短则数秒，长则10余分钟。

本病属中医学"胞轮振跳"范畴，中医认为是由于素体阴亏或体弱气虚引起阴虚、血少、筋脉失养或风寒上扰于面部而致。

**治则** 益气养血，滋阴舒筋，疏风散寒。

**取穴** 臂臑穴、合谷。

**操作** 以右眼跳动为例，患者取坐位，医者立于患者前方或左侧，左手握其左手腕，右手拇指着于臂臑穴，其余四指呈钳状附着相应后臂，先用拇指指腹轻揉2分钟，继用拇指与上臂呈垂直方向拨动3分钟，然后指腹点按3分钟，最后轻拿合谷穴各3～5分钟。每日1次。

**按语** 注意调畅情绪，保持充足睡眠，避免劳累、情绪紧张。

## 肋间神经痛

肋间神经痛是指肋间神经分布区出现经常性疼痛，并有发作性加剧特征。原发性肋间神经痛较少见，病因主要与流感、疟疾等有关。继发性者多与邻近器官的组织感染、外伤或异物压迫等有关。此外，髓外肿瘤和带状疱疹亦常引起本病。临床表现为：肋间疼痛，咳嗽、喷嚏、深呼吸时加重。疼痛剧烈时可向同侧肩背部放射。检查可见相应皮肤区域感觉过敏，沿肋骨边缘有压痛。

本病属中医学"胸胁痛"范畴，中医认为多由邪犯少阳、肝气郁结、肝胆湿热而致经气失调、气血瘀阻所致。

**治则** 疏肝行气，通络止痛。

**取穴** 支沟、太冲、内关、外关、期门、肝俞。

**操作** 先用拇指指端置于支沟穴上，其余四指置于该穴背面，拇指用重力捏按支沟穴，每隔 20 秒放松 1 次，反复捏按5 ~ 7分钟，至局部出现明显酸胀感为止。次用拇指指端置于太冲穴上，其余四指置于足底，拇指用重力捏按太冲穴，每隔 20 秒放松 1 次，反复捏按 5 ~ 7 分钟，至局部出现强烈酸胀感为止。又用拇指指腹置于内关穴上，食指指腹置于外关穴上，两指同时用重力控按，每隔 20 秒放松 1 次，反复捏按 5 ~ 7 分钟，至局部出现强烈酸胀感为止。然后用拇指指腹轻轻揉按期门穴 3 ~ 5 分钟，至局部出现轻微胀感为止；用重力扪按肝俞穴，每隔20秒放松1次，反复扪按3～5分钟，至局部出现较明显胀重感为止。每日1次。

**按语** 本病多与情致有关，注意保持心情舒畅；注意休息，避免劳累。如是心脏病、脊髓病等引起的肋间神经痛，要对引起本病的原发病进行积极治疗。

## 神经衰弱

神经衰弱是指由于精神忧虑或创伤，长期繁重的脑力劳动，以及睡眠不足等原因引起的精神活动能力减弱。临床表现复杂，患者的症状几乎可涉及所有器官系统，最常见的临床症状为：失眠多梦、头晕、疲倦无力、健忘、焦虑、忧郁等，尤以中老年人多见。

本病属中医学“不寐”“郁证”范畴，中医认为人的意识、思维、情志等活动，皆属心肝所主，所以神经衰弱一证离不开心肝功能活动的衰退或亢进，但与脾肾有关。所以本病之起多因思虑过度，劳伤心脾；房事不节，肾气亏损，情志不好，肝气郁滞；肝肾阴虚，虚火火扰；心胆气虚，神志不宁，脏腑失调，阳不交阴所致。

**治则** 疏肝解郁，宁心安神。

**取穴** 印堂、太阳、百会、关元、中脘、三阴交、足三里、太冲、风池、涌泉、心俞、肝俞、脾俞、肾俞、身柱。

**操作** 先用双手拇指桡侧缘交替推印堂至前发际30遍，次用双手拇指螺纹面分推印堂至两侧太阳30遍；用拇指指面按揉百会50次，用大鱼际按揉太阳30次，摩关元、中脘，各2~3分钟；再拿三阴交、足三里、太冲，各20~30次，轻轻拿捏风池10次；然后由前向后用五指拿头顶，至后头部改为三指拿，顺势由上向下拿捏项肌3~5遍；又用双手大鱼际从前额正中线抹向两侧，在太阳穴处按揉3~5次，再推向耳后，并顺势向下推至颈部，做3遍；擦涌泉100次，至脚心发热为止，然后自上而下，用双手掌相叠按压脊柱2~3遍，用力点揉心俞、肝俞、脾俞、肾俞、身柱，各20~30次；再自上而下，以双手拇指和食、中指指面相对用力捏提脊柱两侧的皮肤2~3遍。每日1次。

**按语** 在治疗的同时，要调节患者的情志，并要求患者养成良好的生活习惯，按时休息。睡前忌饮浓茶、咖啡、忌吸烟等。

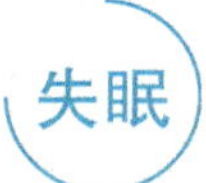

## 失眠

失眠又称睡眠障碍，是指入睡困难或睡后易醒，醒后不寐，甚者彻夜难眠，持续日久。失眠的原因复杂：身体疾病如心脏病、肾病、哮喘、溃疡病、关节炎、骨关节病、肠胃病、高血压、睡眠呼吸暂停综合征、甲状腺功能亢进、夜间肌阵挛综合征、脑疾病等；环境的改变如乘坐车、船、飞机时睡眠环境的变化，卧室内强光、噪音、过冷或过热等；心理因素如焦虑、烦躁不安或情绪低落、心情不愉快等；服用药物和其他物质如中枢兴奋药物、茶、咖啡、可乐类饮料等。

本病属中医学“不寐”范畴，中医认为多由各种因素导致心神不安所致。

**治则**　驱除实邪，养心安神。

**取穴**　印堂、太阳、角孙、风池、肩井、中脘、气海、关元、行间、太冲、足三里、申脉、照海。

**操作**　患者取坐位，术者以指推压印堂—太阳—角孙—风池，推数次，然后揉、点上述穴位，再拿肩井；患者取仰卧位，先围绕脐部进行顺时针揉，掌揉数次后，改为指揉、指振、点中脘、气海、关元；直擦背部督脉，以进热为度；揉、点行间、太冲、足三里、申脉、照海，每穴 2 ~ 3 分钟。每日 1 次。

**按语**　患者平素注意劳逸结合，适当进行体育锻炼，保持心情愉快，晚餐应多吃清淡的食物，如新鲜蔬菜、水果，少吃刺激性食物。睡前喝杯加蜂蜜的牛奶，也有助于安眠。也可以温水浸泡双足 15 分钟后，用拇指指腹按揉涌泉 100 次，使局部产生热感，先左侧后右侧。

## 脑血管病后遗症

脑血管病又称脑血管意外、脑中风或脑卒中，是由脑部血液循环障碍，导致以局部神经功能缺失为特征的一组疾病。主要原因有高血压和动脉粥样硬化、心脏病、颅内血管发育异常所致的动脉瘤、动静脉畸形、某些炎症侵犯脑膜、脑血管。脑血管病人因病变部位，范围和性质不同，临床表现也有差异，其主要表现有：头痛、呕吐、意识障碍、偏瘫、失语。上述各病急性期后，多数患者会留下程度不同的后遗症，如半身不遂、口角歪斜、语言不利、肢体麻木，伴头昏、健忘、易怒、精神淡漠等症。

本病属中医学“中风”范畴，中医认为因湿痰内盛、气虚火盛以致肝阳上亢、肝风内动，痰瘀阻络所致。

（1）半身不遂

**治则** 行气活血，疏通经络。

**取穴** 按患病部位取穴：腰背及下肢取天宗、肝俞、胆俞、脾俞、肾俞、环跳、阳陵泉、委中、承山、风市、殷门、伏兔、膝眼、解溪；上肢取肩髃、曲池、手三里、合谷；头面部取印堂、睛明、太阳、角孙、风池、肩井。

**操作**

腰背及下肢的操作患者取俯卧位，医者在患者的体侧进行操作。在患者的腰背部有关穴位进行点、叩，接着揉压臀部及下肢后侧，揉点、叩有关穴位，最后运拉下肢，作髋、膝关节的屈伸动作。俯卧位治疗后，令患者取仰卧位，揉、压患侧的大腿前面、小腿的腓侧，接着施一指禅点、叩有关穴位。最后运抬下肢，作髋、膝关节的屈伸活动。

上肢的操作患者取坐位，医者站在患者的体侧。先揉、压肩部，揉捏上肢，接着揉、点、叩上述穴位，最后摇肩关节，运拉肘、腕关节，使其屈伸。

头、面部的操作患者取坐位，医者站在患者的前面。推、指揉、点上述有关穴位。然后医者站在患者的后面，指揉、点风池、肩井。每日1～2次。

(2) 中风不语

**治则** 行气活血，疏通经络。

**取穴** 百会、人中、肩井、风府、风池、合谷、中冲。

**操作** 用拇指或食指尖在穴位上揉压，每穴1分钟，可重复做2次。每日1～2次。

情绪改变参照郁证治疗。

**按语** 要注重本病的预防，保持心情舒畅，血压、血糖稳定控制在正常范围；保持大便通畅及足够的睡眠。病后注意行走、站立、卧床时保持正确的身体摆放姿势，保护患肢，以免发生难以矫正的畸形和疼痛。血液病、代谢病、各种外伤、中毒、脑瘤、脑肿瘤放射治疗后出现的类似症状可参考治疗。

【中风后遗症保健操】

两手交叉，向下，两肩充分向前；两手交叉，肘伸直，上举，肩部疼痛者，在不疼的范围内上举；两手交叉，转向健侧，患侧肩、骨盆向前；身体前倾，手交叉向前、向左右，肩放松；两手交叉，放于桌上，肘伸直，用健手按住患手，使患手掌向上；两手交叉，放于桌上，肘伸直，肩向前；两手交叉，放于桌上，做肘屈伸练习；两手交叉，患侧在下，放于健膝上，将患侧手腕下屈；椅上，患手放于侧方桌面上，指伸直，用健手扶持患侧肘部，支持体重；立位，伸直患侧手指，放于桌上，掌面朝下，健手压住患手，肘伸直，支持体重；两手交叉，放于膝上，上下耸肩，注意肘要伸直；两手交叉，放于膝上，放松，头向左右摆动，并从左右向后旋转。

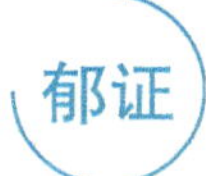

## 郁证

郁证以抑郁善忧、情绪不宁或易怒善哭为主症，可兼有精神不振，胸闷胁胀，善太息，不思饮食，失眠多梦等多种症状。本病临床甚为常见，以女性发病居多，多有郁怒、悲哀、忧愁等情志受伤史。本病相当于西医学的神经症、癔病等。

中医学认为由情志失调、气机郁滞而致。

**治则** 疏肝解郁。

**取穴** 合谷、列缺、风池、内关、通里、膻中、期门、太冲。

**操作** 先施头部推运法，背部循压法各1遍，后平揉、压放合谷、列缺、风池以清脑镇静，内关、通里以滋阴安心，膻中、巨阙、中脘、气海以通任脉之气，期门、太渊以疏肝解郁，各50～150次。每日1次。

**按语** 推拿次序：先点上部穴，再点下部穴。手法宜轻而缓慢。推拿治疗本病的效果良好。嘱患者调情志，保持心情舒畅。

## 第二节 伤科病症

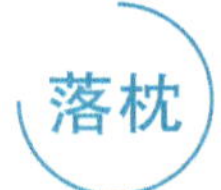

### 落枕

落枕是急性单纯性颈项强直、疼痛，活动受限的一种疾病。本病多由于躺卧姿势不良；或睡眠时，颈背部受风；或颈部突然扭转或肩扛重物，使部分肌肉扭伤或发生痉挛。临床主要表现为：急性起病，早上起床后（颈部活动后）颈部酸痛，强硬不适，转头困难。低头及仰视吃力，头多歪向一侧，动则痛甚，有的患者还牵涉肩背部疼痛。患部僵硬，并有明显压痛。轻者 4 ~ 5 天自愈，重者疼痛严重并向头部及上肢放射，可迁延数周。

本病属中医学“颈部伤筋”“失枕”范畴，中医认为多因起居不当，受风寒湿邪侵袭，寒凝气滞，经脉瘀阻。

**治则** 疏风散寒，温经通络，行气活血。

**取穴** 外关、肩中俞、肩井、肩贞、小海。

**操作** 先用双拳轻轻拍打患者颈部疼痛处 1 分钟，再指掐患侧肩中俞，拿肩井、肩贞，弹小海，每穴 2～3 分钟，最后用拇指按在外关，左右旋转掐压，约 3 分钟即可。治疗时患者应将患侧手关节肌肉充分放松，并缓缓地最大角度地随意转动颈部。随即将上法在另一侧重复施治一遍，病情即可缓解或治愈。

**按语** 患者治疗后需要进行适当活动，并注意保暖以防受凉，平时要注意睡姿，枕头不要过高，使颈椎保持正常的生理弯曲。睡眠时避免颈部受凉。反复发作者应考虑可能患有颈椎病。

## 颈椎病

颈椎病又称颈椎综合征，是指颈椎及其周围软组织发生病理改变或骨质增生，导致颈神经根、颈部脊髓、椎动脉及交感神经受压或刺激而引起的综合征。临床主要表现为：颈肩臂疼痛、僵硬，疼痛可放射至前臂、手及指，指尖有麻木感，部分患者亦有头晕、头痛、恶心、耳鸣、耳聋、颈部压痛、步态不稳和肌肉萎缩等症状。本病好发于 40 岁以上的成年人，无论男女皆可发生。以低头伏案，长期使用电脑、缝纫、刻写，喜好靠在床头看书、看电视，枕头和睡姿不当者最为多见。根据症状和体征可以将颈椎病分为以下几型。

颈型以颈、肩、背部疼痛为主要症状，并有相应的压痛点，X 片显示颈椎曲度改变，或椎间关节不稳定。

椎动脉型以头晕、头痛、失眠为主要症状，有猝倒的颈型眩晕史，X

片显示颈椎曲度改变，椎间关节失稳或钩椎关节骨质增生，脑血流图显示椎动脉供血不足，旋颈试验阳性。

神经根型典型的根性症状（麻木、疼痛），以上肢麻木不适为主要症状，臂丛神经牵拉试验或压颈试验阳性，X 片显示颈椎曲度改变，或有骨质增生，椎间隙变窄。

交感型以头晕、耳鸣、心动过速及心前区不适为主要症状，X 片显示颈椎曲度改变，或有骨质增生，椎间隙变窄。

脊髓型以脊髓受压为主要临床表现，X 片显示椎体后缘多有骨质增生，椎管矢状径出现狭窄。

本病属于中医学"骨痹""肩颈痛"范畴，中医认为多因积劳成伤、气血阻滞、风寒湿邪乘虚而入，阻于经络；或气滞、痰浊、瘀血等病理产物积累，致经络瘀滞、风寒湿邪外袭、闭阻于太阳经脉，致筋骨不利而发病。

**治则** 疏风散寒，温经通络，行气活血。

**取穴** 风府、风池、大椎、陶道、肩中俞、天宗、印堂、太阳、缺盆、阿是穴。

**操作** 患者正坐位，术者立于后侧，拿肩井，按天宗并揉压；从风府推压至陶道，按揉颈项及两侧，指拨并按揉颈肩部两侧（重点在患侧）；拿风池、肩中俞、阿是穴并揉压，同时活动颈部；按揉颈项部，点阿是穴，按揉、拍打背部，叩击肩部并搓之。

椎动脉型上述基本操作后，加推（推压）印堂至风府，按百会，揉太阳，按太阳片刻，沿少阳经推至肩中俞，梳头部两侧（重点在患侧），振击百会。

神经根型上述基本操作后，加点拨颈椎两侧（从枕骨粗隆开始至第 7 颈椎横突下方），拿弹患侧颈部并按揉压，擦颈肩部及患侧上肢，端压颈肩。

交感神经型上述基本操作后，加指拨颈前部两侧（重点在患侧），按揉缺盆，推头部，端压颈肩。

**按语** 推拿治疗颈椎病只是改善局部营养代谢，缓解或消除颈椎病的临床症状，但不能消除椎体骨质增生。避免长时间低头屈颈工作，经常作颈部及肩部功能锻炼，避免感受风寒、枕头高低应适中。脊髓型颈椎病不可盲目推拿治疗，应在医生指导下进行。

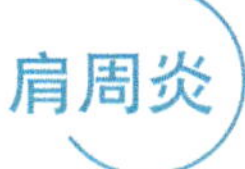

## 肩周炎

肩周炎又称“肩关节周围炎”“老年肩”，是指肩关节周围的肌肉、肌腱、滑囊以及关节囊等组织的一种慢性退行性无菌性炎性性病。临床主要表现为：逐渐出现的患侧肩关节疼痛和肩关节活动受限，夜间尤甚，亦可为双侧性。日久患侧肩关节甚至上肢肌肉可出现失用性萎缩。本病多发生在 40 岁以上之中老年人，女性发病率高于男性，非体力劳动者为多见。多因年长体弱、肩部劳损或受风湿侵袭、外伤等诱因致肩部活动减少而引起。

本病属中医学“肩凝证”“漏肩风”“冻结肩”“五十肩”范畴，中医认为因风寒外邪侵袭肩部经络，以致气滞血瘀，不通则痛。

**治则** 温经通络，行气活血。

**取穴** 合谷、列缺、曲池、肩髃、肩井、臑俞、云门、大椎。

**操作** 用手拍打患肩30次，然后用于掌擦揉患肩，至局部发热为止；捏拿患侧肩部及上臂部，往返20遍，点揉合谷、列缺、曲池、肩髃、肩井、臑俞、云门、大椎。每日1～2次。

**按语** 并非所有肩周部疼痛均是肩周炎。有些心绞痛、心肌梗死可产生左肩疼痛，肝胆疾病可引起右肩痛，某些肺癌、颈椎病也可引起肩臂痛。在诊断肩周炎时，应排除以上情况及肩部恶性病变，以免耽误病情。活动、锻炼或手提重物时注意防止过猛、过快、过量，养成良好的防伤习惯。

【肩周炎保健操】

肩周炎患者在各期均可以进行肩关节的功能锻炼，在早期可以预防粘连，在进展期可以阻止粘连的进一步发展，改善关节活动并预防关节的冻结，在后期又可以解除冻结，有利于恢复关节活动功能。常用锻炼方法如下。

摇肩：健侧手叉腰，患侧手呈握拳状，肘臂伸直，然后做顺时针、逆时针的摇肩动作20各次。

背后拉腕：在患侧上肢内旋并后伸（向后摸脊）的姿势下，健手握住腕部，向健侧牵拉20次。

爬墙松肩:面对墙壁,双肩上举,如爬墙状,以抬举肩关节15次。

扶墙下蹲:面向墙壁站立,两臂前举同肩宽,两手扶墙壁固定,然后两腿屈膝下蹲,继而反复,做5次。

## 肱骨外上髁炎

肱骨外上髁炎,俗称"网球肘",多因前臂反复旋转用力不当而致。临床主要表现为:肘关节外侧疼痛,向前臂外侧放射,用力握拳及前臂旋转动作(如拧毛巾)时加剧。多见于青壮年的木工、铁匠、水泥匠、运动员,尤以喜好打网球者居多。另外,工作上需要常搬重物或用力旋转前臂的人,也容易得网球肘,尤其是家庭主妇长时间做家事、扭毛巾、扫地、用拖把拖地,都是罹患网球肘的高危人群。

本病属中医学"痹证""伤筋"范畴,中医认为多因气血虚弱,风寒湿邪乘虚而入,气血运行不畅、痰阻经络、脉结失和所致。

**治则** 疏风散寒,温经通络,行气活血。

**取穴** 阿是穴、手三里、曲池、合谷。

**操作** 患者取正坐位,术者站立患侧,以一指弹、揉、推肘部及前臂肌群2~3分钟,点按痛点1~2分钟;拿捏手三里、曲池、合谷穴各30~50次;以一手大鱼际着力按揉局部2~3分钟,然后屈伸肘关节约10次,用手掌擦热局部。每日1~2次。

**按语** 治疗期间宜减少患部活动,以利于炎症早日吸收。治愈后注意保护，避免再度劳伤，否则极易复发。

## 急性腰扭伤

急性腰扭伤即以腰部肌肉、韧带、关节囊、筋膜为主的急性扭挫伤，是腰部的常见病之一。本病的发生主要是由于在体力劳动或搬抬重物时用力过度，姿势不当，或动作不协调，以及跌倒或暴力直接打击腰部所致。临床表现为：明显外伤史，受伤后腰部一侧或两侧剧烈疼痛，腰部不能挺直，俯仰屈伸、转侧起坐均感困难；腰肌常有明显痉挛，深呼吸、咳嗽等均能加重；患者常以手伏腰，严重者不能站立，腰部有明显的压痛点。

本病属中医学“腰痛”“伤筋”范畴，中医认为腰部伤筋，气血运行不通，气滞血瘀，不通则痛。

**治则** 活血通络，祛瘀止痛。

**取穴** 阿是穴（压痛点）、太溪、昆仑。

**操作**

按掐痛点：先在痛区找到明显压痛点，即用拇指指面按压于痛点上，拇指面与被压部位呈 45°～90°，按压时由轻到重，患部感到酸胀为止，持续 1～2 分钟，将指缓缓放松，反复 5～7 次。然后用拇指指尖施以掐法，操作由轻到重，切勿突然用力，以防损伤皮肤，待患部感到酸胀后，再持续 1 分钟，指力逐渐减轻，并配合指揉法，以缓解掐后所出现的不适感。

隔姜灸:按掐痛点后,即取铜钱厚的生姜 1 片,穿刺多孔,置于痛点上,再取黄豆大小的艾炷放在姜片上,点燃施灸,若姜片烤干皱缩,可更换姜片。一般灸 4 ~ 6 壮即可。应使温热透入皮下,局部出现潮红。灸毕去掉姜片,用手掌或大小鱼际在痛点处缓和地回旋揉动片刻,患者即可下床活动。

**按语**　平时搬抬物体时,应量力而行。在治疗后不可过度活动,注意休息,应卧硬板床,防止腰部受寒。治疗前需拍 X 线片以排除骨质性疾病。

## 慢性腰痛

慢性腰痛是一种临床常见病症,多表现为单侧或双侧腰部疼痛,时轻时重,疼痛处多有肌肉痉挛的现象,常伴有腰部活动功能受限,影响弯腰、上下床等。造成慢性腰痛的疾病很多,如慢性腰肌劳损、腰骶椎关节炎、增生性脊柱炎、腰椎骶化、急性骶椎裂等。

中医学认为“腰为肾之府”,慢性腰痛与肾虚和感受风寒湿邪有关。

**治则**　祛风除湿,补肾强腰。

**取穴**　夹脊穴、肾俞、腰阳关、八髎、委中、承山、昆仑。

**操作**　患者卧位,用擦、一指禅推腰骶部,点按腰部夹脊穴、肾俞、腰阳关、八髎、委中、承山、昆仑，每穴1～2分钟；擦腰骶部，以热感为度。每日1～2次。

**按语** 腰痛先要查明病因，是否有器质性疾病。

## 腰椎间盘突出症

腰椎间盘突出症是由于腰椎间盘的退变与损伤，导致椎间盘内的髓核自裂口突出，压迫腰部脊神经根而引起腰腿痛等症。临床多见于20～40岁的男性，多由于劳动和体育活动时，腰部遭受扭闪、撞击或搬抬重物、事先没有准备而突然致脊柱失去平衡，特别是弯腰弓行提取重物时，椎间盘前缘压力增加，致使腰椎间盘的纤维环破裂，髓核向后方突出而发病。临床主要表现为：腰腿痛，或腰病不甚，以腿痛为主，行走困难，直腿抬高、咳嗽、喷嚏、用力大便时腰腿痛加重。病程久者，还会出现脊柱侧弯、后凸畸形，小腿外侧、足背外侧麻木、感觉迟钝、发凉，下肢肌肉萎缩等。

本病属中医学“腰痛”“腰腿痛”范畴，中医认为因腰部外伤、慢性劳损或感受寒湿之邪而致。

**治则** 补益肝肾，温经通络，行气活血。

**取穴** 压痛点、肾俞、环跳、承扶、委中、承山、昆仑、太溪。

**操作**

揉压法：用拇指或器械揉腰部痛点，手法要求柔和有力，达到深透骨骼，时间3～5分钟，以松解粘连，散瘀止痛。

推拿法：用拇指或中指点压肾俞至太溪等穴，以得气为准。环跳穴可用肘关节进行点压，能增强效果。上述穴位可分两组交替施用，以疏通经络，使气血畅通。

伸髋拉腿法：患者俯卧位，术者一手按住腰骶部，另一手缓缓将患侧下肢呈抛物线位，至最高限度，然后固定腰部的手用力下按，捏住踝关节的手顺势用力上拉，有时可闻及"咯晤"声。每日1～2次。

**按语** 积极正规治疗，腰椎间盘突出症患者要到正规医院进行积极治疗，慎重选择治疗方法。注意卧床休息，卧硬板床休息是最基本的治疗措施，尤其是在发病初期和治疗期间，关节韧带比较松弛，炎较重，如果休息不好可能加重病情。注意腰部保暖及腰部活动姿势，为预防腰椎间盘突出症复发，不要做既弯腰又转腰的动作，如扫地和拖地、弯腰搬重物等。注意腰部的功能锻炼，腰肌强壮对腰椎的保护作用自然加强，可避免腰椎间盘突出症复发。

## 腓肠肌痉挛

腓肠肌痉挛是小腿肚突然发生抽搐疼痛的一种病症，俗称"腿肚转筋"。主要是由于劳累过度、外伤、游泳或感受寒凉等因素而发生。常见症状为下肢小腿腓肠肌发生抽搐拘挛性的疼痛，有的患者在晚上睡眠时发作，常因疼痛而醒，有的在游泳时或活动时出现，表现为小腿肚剧烈疼痛，肌肉痉挛僵硬，活动受限。

本病属中医学“痹证”范畴，中医认为寒凉之邪凝滞经脉，使气血运行不畅，不通则痛。

**治则** 疏风散寒，温经通络，行气活血。

**取穴** 委中、承山、阳陵泉、昆仑、太溪、照海、三阴交。

**操作** 发病时，即刻点按委中、承山，用泻法强刺激，直至缓解；然后点按阳陵泉、昆仑各 3 分钟；最后点揉太溪、照海、三阴交，各 2 分钟。推拿完毕后，以左手或右手的拇指和其余四指拿捏患侧腓肠肌 5 ~ 10 遍，力量由轻到重，逐渐加强。

**按语** 经常发生腓肠肌痉挛的人，要注意小腿保暖。老年患者应适当补钙。不要在过度寒冷的水中游泳，以免腓肠肌痉挛引发危险。

## 足跟痛

足跟痛是指在行走或站立时足跟底部有局限性疼痛。为中老年常见的疾病。足跟脂肪垫萎缩、跖腱膜炎、跟下滑囊炎、跟骨骨刺、跟骨高压症均可引起跟痛症。跟痛症多在一侧发病，也可两侧同时发病，疼痛轻重不一。病起缓慢，早晨起床下地足跟痛，稍走动后缓解，行走较多，疼痛又明显，严重时影响走动。局部不红不肿，在跟骨内侧结节处，相当于跟部前方偏内侧有一局限性压痛点。

本病属中医学“痹证”范畴，中医认为多为肝肾阴虚，精髓不足所致。

**治则** 舒筋通络，活血止痛。

**取穴** 阿是穴、昆仑、太溪、阳陵泉、阴陵泉、绝骨、大钟、命门、腰阳关、肾俞、关元、气海、涌泉。

**操作** 足跟部用擦法，以热感为度，后叩击阿是穴100次，点按昆仑、太溪、阳陵泉、阴陵泉、绝骨、大钟、涌泉，每穴1~2分钟；按揉命门、腰阳关、肾俞，每穴1~2分钟，并擦热腰部；按揉关元、气海，每穴1~2分钟。每日1~2次。

**按语** 本病的原因虽有多种，但主要的病因是跖筋膜或跟腱附着处的慢性无菌性炎症，推拿治疗可使炎症消散，解除疼痛。平素注意保暖，穿合适的鞋子，避免足部损伤。

## 软组织损伤

软组织损伤是指除骨骼以外的组织损伤，包括关节周围肌腱、韧带、脂肪垫、肌肉过度扭曲或牵拉，引起损伤或撕裂。临床主要表现为，损伤部位肿胀、疼痛、关节活动障碍，局部压痛等。

本病属中医学“伤筋”范畴，中医认为多因碰撞、挤压、跌打、牵拉或扭曲所致，日久或加上风寒湿邪之侵袭而加重病情。

**治则** 活血化瘀止痛。

**取穴** 阿是穴、患部对侧相对位置。

**操作** 先用强力摩擦指压法。为了增强摩擦力，手必须剧烈使劲，在患部相对的位置（如左足损伤则指压右足，手亦然）。将手掌慢慢置于相对位置，慢慢地搓0.5～1厘米圆形。如此一边吐气一边进行30秒，休息30秒后，重复3次；在阿是穴（患部）进行揉压和振颤法，疼痛可缓解。

**按语** 在治疗前应明确诊断，排除骨折、关节损伤等器质性病变。表皮有创伤处，不宜局部治疗。

## 背肌筋膜炎

背肌筋膜炎亦称"肌筋膜纤维组织炎""肌纤维综合征"，是临床常见病、多发病。以颈肩、两肩胛骨之间酸痛，肌肉僵硬发板，有沉重感为主症，阴雨天及劳累后症状加重，颈肩背部有固定压痛点或压痛较为广泛，背部肌肉僵硬，沿竖棘肌走向常可触及条索状改变。

本病属中医学"痹证"范畴，中医认为多因劳损、肝肾亏虚或外邪侵犯而致脉络、经筋受损，气血运行凝滞，瘀血内积，闭塞不通所致。

**治则** 舒经活血，温经通络。

**取穴** 阿是穴、夹脊穴、风门、肺俞、天宗、肩井、曲池、外关。

**操作** 按揉、一指禅推颈肩背部3遍；点按压痛点、颈胸段夹脊穴、风门、肺俞、天宗、阿是穴，每穴1～2分钟；拿肩井30次，按揉曲池、合谷、外关、阳陵泉,每穴 1 ~ 2 分钟。每日 1 次。

**按语** 对病程长、疼痛较剧烈者可配合局部热敷。平时注意保暖,避免局部疲劳可预防或减缓症状。

## 腱鞘囊肿

腱鞘囊肿是指在关节和腱鞘附近的腱鞘发生囊性肿胀的一种病症。临床主要表现为:局部隆起,肿块呈圆形或椭圆形,大小不一,高出皮面。初起质软,能触有轻微波动感。日久纤维化后,则可变硬,多无症状,少数按之有酸胀、疼痛或自觉无力感。发于腘窝内者,直膝时则在深处而不易摸清楚,有部分腱鞘囊肿可自消。临床以腕关节背侧发病者为多见。

本病属中医学“腕结筋”“筋聚”范畴,中医认为多因劳伤或伤后气血阻滞,血不荣筋,夹痰瘀凝结而成。

**治则** 活血化瘀,行气化痰。

**取穴** 患部。

**操作** 医者以拇指(小囊肿用一拇指,大囊肿用双拇指)指腹代针按压在囊肿上,其余四指握住患者肢体,由小到大均匀加力揉挤,呈螺旋形疏导,当指下感到囊肿变软时,便猛加指力挤压囊肿,至指下有囊肿破溃感受时,再由大到小均匀减力,并以囊肿中心为圆心,向四周作划圆状揉按疏导患部 60 ~ 70 次,使囊液均匀分布于组织之间,以利囊肿迅速消散和囊液被完全吸收。

**按语** 本病往往复发，治疗后患者可经常按揉局部以减少复发。

## 第3腰椎横突综合征

第3腰椎横突综合征是指第3腰椎横突处及周围软组织的急性损伤或慢性劳损，致第3腰椎横突处发生无菌性炎症、粘连、变性及增厚，刺激腰脊神经而引起腰臀部疼痛。多见于从事体力劳动的青壮年。以一侧慢性腰痛，晨起或弯腰时疼痛加重，久坐直起困难为特征，腰痛如刺，痛处固定，拒按，常可引起同侧臀部及下肢后外侧放射痛。腰痛日久，酸软无力，遇劳更甚，喜按喜揉。第3腰椎横突处压痛明显，可触及条索状硬结。

中医学认为因腰部外伤、慢性劳损或感受寒湿之邪而致。

**治则** 舒筋通络，活血散瘀，消肿止痛。

**取穴** 阿是穴、肾俞、大肠俞、环跳、委中、昆仑、承山。

**操作** 按揉阿是穴，逐渐加力，以较重酸胀感为度，然后逐渐减力，反复3遍；按揉肾俞、大肠俞、环跳、委中、昆仑、承山，每穴2分钟，弹拨痛点，擦、一指禅推腰臀部3分钟。每日1次。

**按语** 本病多发生于腰肌力量薄弱，体格瘦弱，反复弯腰者。平素宜保暖，避免感受风寒及腰部扭挫伤，加强腰背肌功能锻炼。

## 类风湿性关节炎

类风湿性关节炎是一种原因不明的慢性全身性风湿病，多见于青壮年女性，致残率较高。表现为以关节腔滑膜的慢性炎症为特点的对称性、多发性、反复发作性关节炎。受累关节常为手足小关节，晚期多导致关节破坏、强直和畸形。伴有低热、贫血、体重减轻及淋巴结肿大等全身症状，可累及全身多个脏器。目前被认为是一种遗传因素控制的自身免疫性疾病。

本病属中医学“痹证”中“骨痹”范畴，中医认为由于素体虚弱，正气不足，腠理不密，卫外不固，复感风寒湿诸邪，使气血失运，经络闭阻而致。

**治则** 疏风散寒除湿，温经通络，行气活血。

**取穴** 阿是穴、受累关节周围穴位、至阳、灵台、督脉上的反应点。

**操作** 以揉法、按法为主，阿是穴、受累关节周围穴位用力宜轻，以免造成局部关节破坏加重；至阳、灵台、督脉上的反应点用按揉法，每穴1～2分钟。每日1次。风寒重者加大椎、外关、风门；痰瘀者加丰隆；正虚者加足三里、三阴交。每穴1～2分钟。

**按语** 类风湿性关节炎以手、腕、足、膝关节受累最为多见。要根据不同部位选择穴位，近关节部位取穴效果好。积极治疗，尤其对于急性期患者必须辅以药物治疗。

## 颞下颌关节功能紊乱综合征

颞下颌关节功能紊乱综合征是指咀嚼肌平衡失调，颞下颌关节各组织结构之间运动失常而引起的疼痛、张口受限、弹响等综合征。本病好发于青壮年，以单侧较多见。临床表现为开口功能异常，张口或咀嚼运动时，关节区域或关节周围肌群出现疼痛，有明显压痛，伴关节运动时弹响或杂音。

中医学认为本病多由肝肾亏虚、风寒侵袭，阻遏气血，致经络失养。

**治则** 舒筋活血，理筋整复。

**取穴** 主穴：下关、翳风、颊车、阿是穴、风池、合谷；配穴：上关、肩井、阳陵泉、大杼。

**操作** 先用中指指端点按患侧下关、翳风、颊车、阿是穴各100次，力度由轻到重，并出现酸胀感；拿捏风池、肩井、合谷、阳陵泉各20～30次；然后用大鱼际按揉、摩擦患处，由轻到重，使局部产生热感。每日1～2次。

**按语** 推拿前，用湿热毛巾外敷患处6～10分钟，以缓解局部肌紧张。推拿后，可加用艾条熏灸10～15分钟或配合理疗，效果更好。疾病早期推拿治疗效果较好，后期也能缓解症状。推拿治疗的同时,必须及时消除病因,避免咬嚼硬物和过度张口,避免受风寒,及时修复缺齿。

## 第三节　妇产科病症

### 痛经

痛经是指经期前后或行经期间，出现的下腹部痉挛性疼痛。主要表现为：妇女每逢月经来潮即发生难以忍受的下腹部阵发件疼痛，有时会放射至腰部，常伴有恶心、呕吐、尿频、便秘或腹泻，严重者腹痛剧烈，面色苍白，手足冰冷，甚至昏厥。痛经经常持续数小时或1～2天，患者痛苦不堪，影响日常生活及工作学习。

临床上分为原发性痛经和继发性痛经两种。前者指生殖器官无明显器质性病变，又称功能性痛经，主要包括：内膜管型脱落（膜性痛经）、子宫发育不全、子宫屈曲、颈管狭窄、不良体姿、体质因素、变态反应状态及精神因素等；后者则为生殖器官器质性病变所致的痛经，主要包括：子宫内膜异位症、盆腔炎、子宫肌瘤等。这里所谈的治疗主要针对原发性痛经。

本病属中医学“痛经”“经行腹痛”范畴，中医认为由于经期忧思恼怒、冒雨涉水、感受寒邪，或久坐、久卧湿地所致气滞血瘀、寒湿凝滞，不通则痛；或因脾肾虚寒、气血虚弱，胞脉失养，不荣则痛所致。

**治则** 调理冲任，调和气血。

**取穴** 腹部、气海、关元、肾俞、八髎、腰骶部、地机。

**操作** 患者仰卧，用摩法顺时针在小腹部治疗，约6分钟，后以一指禅推法或揉法在气海、关元治疗，每穴约2分钟；患者俯卧，用指揉、一指禅推法治疗肾俞、八髎，以酸胀为度，再在腰骶部用擦法治疗，以透热为度；地机用揉点或点按法，约2分钟。每日1次。

**按语** 推拿有显著的镇痛效果，一般于月经前7天开始治疗，每天1次（痛重者可增加治疗次数），直至月经停止。痛经病程较长，原发性痛经易治愈，继发性痛经多缠绵难愈。注意经期卫生，保持外阴清洁；注意经期保暖，避免受凉；饮食忌寒凉。经期要避免剧烈运动和过度劳累；不能冷水淋浴和游泳。平时要加强体育锻炼；注意情志的调节，对月经要有正确的认识，消除焦虑、紧张和恐惧心理。

## 月经不调

月经不调是指妇女的月经周期或经量出现异常，是常见的妇科疾病。以月经周期改变为主的有月经先期、月经后期、月经先后无定期、经期延长等；以经量改变为主的有月经过多、月经过少等。在经期、经量改变的同时，还可伴有经色、经质的改变。在此仅介绍月经先期、月经后期、月经先后不定期的推拿治疗。

月经先期是指月经周期提前 7 天以上，并持续两个月经周期以上。可见于排卵型功能失调性子宫出血，黄体功能不全和盆腔炎症的子宫出血。中医学认为，本病主要由血热扰于冲任，迫血妄行；或气虚统摄无权，冲任失固而致。

月经后期是指月经周期延后 7 天以上，并持续两个月经周期以上。如延后 3 ~ 5 天，或偶尔错后 1 次，下次如期来潮，无其他不适，不作病论。中医学认为，本病主要由营血不足，血海空虚，月经不能按时满溢；或由寒客胞宫，阳气失于温煦，或肝郁气滞，气血运行受阻，经脉凝滞，冲任受阻而致。

月经先后无定期又称“经乱”，是指月经不按周期来潮，提前或延后 7 天以上。中医学认为，本病主要由肝郁气滞，气血逆乱，血海不宁或肾气不足，冲任不调，血海蓄溢失常所致。

**治则** 调理冲任。

**取穴** 气海、三阴交、八髎。

**操作** 先以大鱼际揉按气海穴 3 ~ 5 分钟，摩腹，按顺、逆时针各 5 分钟；再以拇指螺纹面着力拿点三阴交 50 ~ 100 次，然后用掌根按揉八髎 2 分钟，并擦热腰骶部。同时从太冲、太溪、地机、肝俞、肾俞、关元、血海、足三里等穴中酌选 2 ~ 3 个，各按揉 30 ~ 50 次。每日 1 次。

**按语** 本病一般应在经前 7 天开始治疗，至经停为 1 疗程，每月治疗1疗程。经行期间不宜对下腹部的穴位进行治疗。保持精神愉快,避免精神刺激和情绪波动。注意卫生,预防感染。注意外生殖器的卫生清洁。月经期绝对不能性交。内裤要柔软、棉质,通风透气性能良好,要勤洗勤换,换洗的内裤要放在阳光下晒干。注意保暖,避免寒冷刺激。避免过劳。不宜吃生冷、酸辣等刺激性食物,多饮开水,保持大便通畅。血热者宜多食新鲜水果和蔬菜,忌食葱蒜韭姜等刺激运火之物。气血虚者平时宜增加营养。经血量多者忌食红糖。

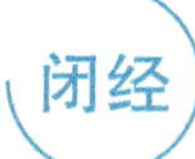

## 闭经

闭经是指妇女应有月经,但超过一定时限仍未来潮者。青春前期、妊娠期、哺乳期以及绝经期后无月经者除外。年过18岁仍未行经的称为原发性闭经,可见于先天性发育不良、后天器质性损伤;曾有过正常月经,但闭止在3个月以上者称为继发性闭经,可见于卵巢、丘脑下部、垂体以及内分泌障碍;有月经但因下生殖道某一部分(如处女膜、阴道、宫颈)的先天缺陷或后天损伤,造成闭锁,使经血不能外流的称为假性闭经。

中医认为闭经有虚实两种,虚者多因脏腑冲任失调,肝肾阴亏,精气不足,血海空虚,无血可下而致;实者多因气滞血瘀、寒凝阻滞,冲任不通,经血不能下行而致。

**治则** 补益肝肾,行气活血,通经。

**取穴** 膻中、气海、中脘、丰隆、足三里、合谷、三阴交、次髎。

**操作** 先以掌根部揉膻中2分钟，并按压1分钟；然后以食、中、环三指指腹揉中脘、气海各1分钟；再屈食指点按足三里、丰隆、合谷、三阴交、次髎各1分钟，以局部有酸胀感为度；然后以手掌面横擦腰骶部，以透热为度；又自脐水平向下推至双大腿内侧部20～30遍。每日1次。

**按语** 积极治疗原发性器质性病变，排除妊娠。适当锻炼身体，合理安排工作、生活，增加营养。应保持乐观的情绪，避免精神刺激，尤其要避免过度的悲伤、忧愁、焦虑及恼怒。哺乳不宜过久，避免过度劳累。

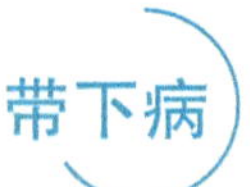

## 带下病

妇女发育成熟后，阴道常有分泌物排出，如量不多，质地、色泽、气味均正常，即属正常。若白带的量、色、质、气味发生异常变化，甚至兼见月经不调、不孕及其他症状，则属病态，称为“带下病”。多见于某些妇科疾病，如慢性宫颈炎、滴虫性阴道炎、霉菌性阴道炎或阴道、子宫的恶性肿瘤等。

中医学认为，本病多因脾虚，运化失常，肾气不足，任、带二脉失于固约及湿毒下注所致。

**治则** 健脾祛湿。

**取穴** 带脉、气海、关元、足三里、三阴交、阴陵泉、脾俞、行间、八髎。

**操作** 先点揉带脉、气海、关元各3~5分钟，并逆时针摩腹10分钟，再掌振下腹部2~3分钟；拿点双侧足三里、三阴交、阴陵泉，各30~50次，并每穴按揉2~3分钟；揉脾俞，捏行间，各3~5分钟，然后用掌根按揉八髎，并擦热腰骶部。每日1次。

**按语** 推拿治疗带下病有一定疗效，但应结合全身症状和其他病史等全面分析，查明原因，明确诊断，再予治疗。平时应节制房事，注意经期卫生、保持外阴消洁。忌涉水游泳，以避免下腹受冷。忌过度进食生冷寒凉食品，如蛤蜊、蛏子、河蚌、田螺等。多食一些具有补脾温肾固下作用的食物，如淮山药、芡实、扁豆、莲子、栗子、榛子、白果、薏苡仁、蚕豆、黑木耳、豇豆、胡桃肉、淡菜、海参、龟肉等。

## 妊娠呕吐

妊娠呕吐是指妊娠早期出现的厌食、择食、恶心、呕吐，甚至反复呕吐，不能进食等症。一般在怀孕2个月左右出现症状，表现为空腹或食后脘闷，呕吐少量黏液、胆汁或食物，厌食，口淡无味，甚则头晕、头重、四肢倦怠。

本病属中医学“妊娠恶阻”范畴，认为由冲脉之气上逆，胃失和降所致。

**治则** 调气和中，降逆止呕。

**取穴** 缺盆、膻中、中脘、内关、阴陵泉、足三里、丰隆。

**操作** 先用中指指端点揉缺盆、膻中、中脘，各半分钟，以局部有温热感为佳；双手叠掌顺时针方向摩腹6～8分钟；再屈食指点压内关、阴陵泉、足三里、丰隆，各30～40次，以局部有酸胀感为度；然后自上而下在背部足太阳膀胱经施擦法2～5分钟。每日1～2次。

**按语** 恶阻重者，影响身体健康，也影响胎儿成长，故需及时治疗，推拿治疗有较好疗效。治疗中禁用下腹部穴位，慎用下肢穴位，手法要轻柔，以免损伤胎气。严重者，需卧床休息，保证充足睡眠，室内保持清洁安静，避免不良刺激。调整饮食结构，饮食要清淡可口、易消化且富有营养，少食多餐，可适当增加酸味以咸味帮助消化。

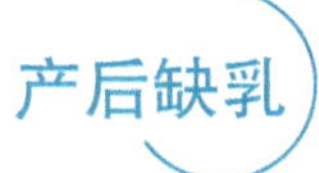

## 产后缺乳

产后缺乳是指产妇哺乳期间，乳汁分泌过少或甚至全无，不能满足喂哺婴儿需要。临床表现除产后乳汁甚少或全无外，还可见乳房柔软，不胀不痛；或胀硬而痛，并伴有发冷、发热等全身症状。产后缺乳与孕前及孕期乳腺发育较差、分娩时出血过多、授乳方法不正确、过度疲劳、恐惧、不愉快等因素有关。

本病属中医学"缺乳""乳汁不行"范畴，中医认为由产后脾胃虚弱、生化不足或肝郁气滞，经脉运行不畅所致。

治则　健脾养血，疏肝通络。

**取穴**　膻中、中脘、足三里、三阴交、少泽、肩井。

**操作**　令患者仰卧，点揉膻中2分钟，点揉中脘1分钟，点揉足三里、三阴交各2分钟，节奏要快。推拿治疗后，配合乳房按摩，用五指指腹轻轻抓揉乳房10～20次，然后以掌托住乳房轻轻振动1～3分钟。每日1～2次。脾胃虚弱者加点按大椎穴1分钟，点揉气海、关元各1分钟，心俞、肝俞、脾俞、胃俞、肩井各3分钟；肝郁气滞者加点按章门、期门各2分钟，阳陵泉、太冲各1分钟，掐少泽。1分钟。

**按语**　在治疗期间要保持心情愉快。保证足够的营养，多吃促进乳汁分泌的食物，如鸡汤、鲫鱼汤、猪蹄汤等。纠正不正确的哺乳方法，定时哺乳，每次哺乳尽量让婴儿吸空乳液，建立良性的泌乳反射。

## 子宫脱垂

子宫脱垂是指子宫从正常位置沿阴道下降，至子宫颈外口达坐骨棘水平以下，甚至全部脱出阴道外口。临床表现为：子宫脱垂，过劳、剧咳、排便用力太过等情况下，常可引起反复发作，伴有小腹、阴道、会阴部下坠感，腰腿酸软，小便次数增多，阴道局部糜烂，分泌物增多等。分娩造成宫颈、宫颈主韧带与子宫骶韧带的损伤及分娩后支持组织未能恢复正常为主要原因。此外，产褥期产妇多喜仰卧，且易并发慢性尿潴留。产后习惯蹲式劳动(如洗尿布、洗菜等),都可使腹压增加,促使子宫脱垂。

本病属中医学“阴挺”“阴脱”范畴,中医认为多因产后或产育过多,耗损肾气,胞脉松弛;或因脾胃虚弱,中气下陷;或肝经湿热下注所致。

**治则** 补益脾肾,益气固脱。

**取穴** 百会、气海、维道、足三里、三阴交、中极、提托、子宫、脾俞、肾俞、八髎、会阴。

**操作** 患者仰卧,先点按百会3分钟,点揉气海2分钟,点揉维道、足三里、三阴交各1分钟;以单手掌、指提拿中极处肌肉10遍;以掌根按于耻骨,向上用力施振颤法1分钟;再以指点提托、子宫各3分钟。患者俯卧,点揉脾俞、肾俞、八髎各3分钟,以热透腹中为度;再以食、中指按,行振颤法,以局部酸胀为度。每日1次。

**按语** 产后需多卧床,防止子宫后倾;分娩后1个月内应避免增加腹压的劳动。平时保持大便通畅。坚持做骨盆肌肉锻炼,其锻炼方法是坐位,做忍大便的动作,继而缓慢放松,如此一紧一松连续地做,每次3~10分钟,每天2~3次。防风寒,忌食辛辣燥烈之物,注意小腹保暖、节房事,有利于巩固疗效。若能配用补中益气汤加枳壳,水煎内服,效果更佳。注意避免登高、举重及劳动太过,以防复发。

## 慢性盆腔炎

盆腔炎是指妇女盆腔内生殖器官及其周围组织受细菌感染后引起的慢性炎症。临床表现为下腹部隐痛下坠，腰骶部酸痛，常有劳累、性交后、排便时或月经期前后加重，月经量多或行经时间延长，白带增多，性交痛，下腹部或可触及包块。一般为急性盆腔炎未能彻底治愈，或因体质较差，抵抗力低下，病程缠绵或反复感染所致。但相当多的患者无急性盆腔炎的病史，而常有流产、分娩、宫腔内不洁操作，或经期、产褥期性交史。

可见于中医学中"热入血室""带下病""妇女癥瘕""经水不调""经行腹痛""不孕"等病之中。

**治则** 清热利湿，活血化瘀。

**取穴** 主穴：中极、八髎、大椎、风池、三阴交；配穴：关元、子宫、曲池、合谷、阴陵泉、地机、大敦。

**操作** 先手掌面摩中极或关元穴 3 ~ 5 分钟，以透热为度，按揉中极、三阴交、大敦各 50 ~ 100 次，掌振下腹部 2 ~ 3 分钟；再擦按腰骶部 5 ~ 10 分钟，掌按并擦热八髎穴处；按揉大椎 100 次，然后用力拿捏风池或曲池、合谷，各 20 ~ 30 次。每日 1 次。

**按语** 本病是不孕症的常见病因，对于未生育的妇女来说，预防本病尤为重要。预防本病，最重要的是避免计划外怀孕而做人工流产术，在三期（月经期、妊娠期和产褥期）严禁性生活。本病为慢性病，给病人带来的痛苦，一般较轻，容易被忽视。但不坚持治疗，使病程日久，缠绵难愈。慢性盆腔炎若继发感染，可呈急性发作，应以药物治疗为主，本法为辅；慢性盆腔炎至少需连治 3～5 个疗程才能见效，若配合药物治疗，则可缩短疗程，提高疗效。要解除思想顾虑，保持心情舒畅，增强治疗信心。注意营养，要劳逸结合，进行适当的体育锻炼，以增强体质和提高机体抗病能力。

## 功能性子宫出血

功能性子宫出血是指全身及生殖器无明显器质性病变，而是由于调节生殖的神经内分泌机制失常所引起的异常子宫出血，简称为“功血”。临床表现为：月经周期紊乱、经期延长、血量增多，或不规则流血，量时多时少，常出现贫血，检查生殖器无明显异常。机体受内外因素，如精神过度紧张、环境和气候的改变、营养不良或代谢紊乱等影响，可通过大脑皮层，干扰下丘脑垂体卵巢轴的相互调节和制约。从而影响子宫内膜，导致功血。

本病属中医学“崩漏”范畴，古谓“经乱之甚”，于“月经不调”同属不规则子宫出血。凡经血量多而阵下、大下为崩；量少而持续不止，或止而又来，淋漓不断的为漏。中医学认为“肾主生殖”、“肾为生命之源”、“经本于肾”，功血多与肾有密切关系，并与肝脾及血瘀等也有一定联系。

**治则** 调和冲任，活血化瘀或益气固脱。

**取穴** 中极、关元、子宫、次髎、血海、合谷、太冲、三阴交。

**操作** 先用食指或拇指指腹用重力扪按中极、关元、子宫、血海，各2～3分钟，每隔10秒放松1次；再用拇指指端用重力扪按次髎，每隔20秒放松1次，反复扪按3～5分钟；又以拇指指端用重力捏按合谷、太冲，各2～3分钟，每隔10秒放松1次；然后用拇指指腹用重力扪按三阴交，每隔10秒放松1次，反复扪按3～5分钟，上述各手法均以局部有明显酸胀感为止。每日1次。

**按语** 应注意适当休息，避免精神紧张、过度劳累或剧烈运动，若出血很多，应卧床休息以减少盆腔出血，并服用子宫收缩药和止血药。如出现贫血，可服补血药，必要时及时就诊。

## 急性乳腺炎

急性乳腺炎是指乳房的急性化脓性感染，为细菌(金黄色葡萄球菌等)经乳头皲裂处或乳管口侵入乳腺组织所引起。本病以初产妇为多见，好发于产后第3～4周。发病前常有乳头皲裂，乳头隐畸形，乳房受挤压，乳汁淤积等诱因。本病初起乳房肿胀、疼痛，肿块压痛，表面红肿，发热；如继续发展，则症状加重，乳房搏动性疼痛。严重者伴有高烧，寒战，乳房肿痛明显，局部皮肤红肿，有硬结、压痛，患侧腋下淋巴结肿大，压痛。炎症在数天内软化，形成乳房肿，有波动感，脓肿深的皮肤发红及波动感不明显。形成本病的主要原因有乳腺管阻塞，乳汁淤积；或因婴儿吸乳时损伤乳头所致。

本病属中医学“吹乳”“乳痈”范畴，中医认为由肝郁胃热，乳汁郁滞，又因乳头皲裂、哺乳不当、乳头不净等因素导致毒邪乘虚入侵而成。

**治则**　乳络通畅，清热散结。

**取穴**　膺窗、期门、天池、肩井、温溜、梁丘、下巨虚、丰隆、内庭、行间。

**操作**　点揉膺窗、期门、天池，各2～3分钟；拿肩井2分钟，按揉温溜、梁丘、下巨虚、丰隆、内庭、行间，各1～2分钟。每日1次。

**按语**　推拿治疗一般在初起尚未成脓时为好，如已成脓，则宜外科处理。哺乳后应清洗乳头，发现乳头有破损或破裂，要及时治疗。注意婴儿的口腔卫生并及时治疗其口腔炎症。切忌按压乳房及局部腧穴。

## 乳腺增生

乳腺增生是指乳间质的良性增生，是妇科常见病之一，多发生于25～40岁之间。其病因与卵巢功能失调有关。临床表现单侧或双侧乳房发生多个大小不等的肿块，质韧实或囊性感，境界不清，活动度好，常于经前增大，经后缩小，自觉乳房胀痛，尤以经前明显，经后则减轻或消失，或有溢乳等。本病患者癌变的危险性较正常妇女增加2～4倍。

本病属于中医学“乳癖”范畴，认为多由情志内伤，肝郁痰凝，积聚乳络所致。

**治则** 疏肝理气，行气活血。

**取穴** 章门、期门、膻中、乳根、太溪、三阴交、膈俞、血海、阴陵泉。

**操作** 患者仰卧，点按章门、期门，各2分钟，点揉膻中3分钟；点揉乳根5分钟，点太溪、三阴交、膈俞、血海、阴陵泉，各2分钟。每日1次。

**按语** 按时作息，保持心情舒畅，合理安排生活。病期要注意适当休息、适当加强体育锻炼、避免过度疲劳。保持乳房清洁，经常用温水清洗，注意乳房肿块的变化。患者宜常吃海带，有消除疼痛、缩小肿块的作用，多吃橘子、橘饼、牡蛎等行气散结之品，忌食生冷和辛辣刺激性的食物。

## 更年期综合征

更年期综合征是指妇女在绝经前后，因卵巢功能逐渐衰退或丧失，导致雌激素分泌水平下降，因而引起的以自主神经功能紊乱代谢障碍为主的一系列症候群。可见经行紊乱、头晕、心悸、烦躁易怒、两颧潮红、五心烦热、口干咽燥、腰背酸痛、倦怠乏力,甚或情志异常等,有的延续数年之久。

中医学认为本病多因妇女在绝经前后,肾气渐衰,冲任亏虚,天癸将竭,精血不足,阴阳平衡失调,或肝肾、脾胃等脏腑功能紊乱而致。

**治则** 平衡阴阳,调理冲任。

**取穴** 印堂、太阳、百会、四神聪、率谷、肝俞、肾俞、章门、风池、神门(或内关)、三阴交、太冲。

**操作** 先用双手拇指桡侧缘交替推点印堂至前发际30遍,又分推印堂至两侧太阳30遍,用拇指螺纹面按揉百会、四神聪各100次,用大鱼际按揉太阳30次;再用拇指桡侧缘,以率谷为中心扫散头部两侧胆经各30~50次,按揉肝俞、肾俞、章门各100次;拿捏风池、神门或内关、三阴交、太冲各30~50次;轻轻摇动颈椎,左右各转10次,然后由前向后用五指拿头顶,至后头部改为三指拿,顺势从上向下拿捏项肌3~5遍;又用双手大鱼际从前额正中线抹向两侧,在太阳处按揉3~5次,再推向耳后,并顺势向下推至颈部,做3~5遍。每日1次。

**按语** 坚持治疗,均可收到较好的疗效。若配合药物治疗,心理疏导,则疗效更佳。治疗效果欠佳者应排除其他相关病变,以免延误病情。

## 第四节　儿科病症

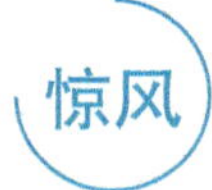


### 惊风

惊风是小儿时期常见的一种证候，系由多种原因及多种疾病所引起的，临床以颈项强直、四肢抽搐、甚则角弓反张、意识不清为特征。根据临床表现又分急惊风与慢惊风。本病常见于小儿高热、脑膜炎、脑炎、血钙过低、脑发育不全、癫痫等疾病。

中医学认为，本病原因虽多，但急性多由热甚生风，慢性多由虚风内动所引发。

**治则**　急惊风：镇惊止抽；慢惊风：补脾益胃，益气生血。

**取穴**　人中、印堂、十宣、曲池、肩井、委中、承山、风池、大陵、足三里、丰隆、昆仑。

**操作**　先用拇指指甲掐点人中、印堂、十宣，各 5 ~ 10 次（切勿掐破皮肤）；再用中指指端捣点大陵 100 ~ 200 次，用拇指指端点按足三里、丰隆，各 30 ~ 50 次，以拇指指面着力拿捏风池、曲池、肩井、委中、承山、昆仑，各 30～50 次；然后捏脊，用拇指桡侧缘顶住皮肤，食、中二指前按，三指同时用力提拿肌肤，双手交替捻动，自下而上，向前推行，每捏 3 次，向上提拿 1 次，共操作 5 遍。治疗急惊风，每日 2～3 次，慢惊风，每日 1 次。

**按语** 急性惊风 1 次即可见效，必要时应配合药物治疗。在孩子发生高热的情况下，要及时治疗，以免发生高热惊厥，遗留后遗症。惊风发作时，患儿平躺，头偏向一侧，松开衣领，并用多层纱布包裹的压舌板，放于上、下齿之间，以防咬伤舌体。保持呼吸道通畅，必要时给氧，随时取出咽喉分泌物及痰涎，以防阻塞呼吸道而引起窒息。

## 消化不良

消化不良又称小儿腹泻，是一种以腹泻为主要症状的小儿常见消化道疾病，一年四季均可发病，以夏秋季节最多见。本病与饮食、感染及免疫等因素有关。此外，气候突变及卫生习惯不良等，亦与本病有密切关系。临床有轻、重之分：

轻者精神尚可，无全身症状，不发烧，有时伴有恶心、呕吐，脱水现象不明显。大便次数增多，一日数次至十几次，大便稀薄带水，呈黄绿色，或蛋清样，有时有少量黏液，或白色小块，有时伴有阵发性腹痛、腹胀，便后自然缓解；

重者中毒症状明显，起病急，大便次数频繁，每天十至数十次，大便呈水样且量多，呈黄绿色，含有大量黏液及肠道内分泌物，有时喷射状排出，有恶臭，呕吐频繁，每次在进食或饮水后发生，严重时呕吐物呈咖啡色，腹胀明显。全身情况差，有时不规则低热，有时高热达39~42℃。患儿烦躁不安、面色苍白、精神萎靡、嗜睡、有时哭叫。严重者转入昏迷、惊厥。由于大量失水，体重显著下降，皮肤干燥，失去弹性，眼窝凹陷，血压下降，脉搏快而弱，口唇周围可见青紫，全身处于衰竭状态。

本病属中医学“泄泻”范畴，中医认为小儿脾胃虚弱，无论外感邪气，内伤乳食等均可引起脾胃功能失调，运化功能失职，不能腐熟水谷，水谷不分，并走大肠而成。

**治则** 发散风寒，健脾消积。

**取穴** 内关、合谷、内庭、三阴交、阳陵泉、足三里、天枢、中脘、气海、膈俞、肝俞、脾俞、胃俞。

**操作** 先依次点揉内关1分钟，掐合谷半分钟，掐内庭半分钟，点揉三阴交、阳陵泉、足三里，各1~2分钟；令患儿仰卧，揉天枢、中脘、气海，各2分钟，有热力透入的感觉最好；令患儿俯卧，用双手拇指腹点揉膈俞、肝俞、脾俞、胃俞，各2分钟；最后捏脊，用拇指桡侧缘顶住皮肤，食、中二指前按，三指同时用力提拿肌肤，双手交替捻动，自下而上，向前推行，每捏3次，向上提拿1次，共操作5遍。每日1次。

**按语** 推拿治疗仅适用于消化不良轻症，重症者需进行药物治疗，必要时给予补液，不过，除非明确有炎症，否则不可滥用抗生素。

治疗期间应适当减少饮食，食物以稀淡易消化食物为主，如小米稀饭等。重症应暂禁食，但一般不超过 6 ~ 8 小时，多饮淡盐水以防脱水。

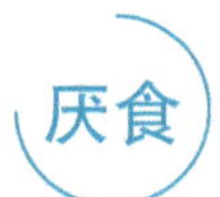

## 厌食

厌食又称“恶食”，是指小儿较长时间无其他明显症状，只表现为不想进食，甚至厌食，或伴有食后腹胀。由局部或全身疾病影响消化系统功能，使胃肠平滑肌张力低下，消化液分泌减少，酶的活性减低，以及中枢神经系统对消化功能的调解失去平衡所致。

本病属中医学“纳呆”范畴，中医认为因脾胃功能素虚，喂养不当，饮食失节，伤及脾胃，脾胃功能失调所致。

**治则**　消食导滞，健脾和胃，温化痰湿。

**取穴**　四缝、中脘、神阙、足三里、天枢、肝俞、脾俞、胃俞。

**操作**　先用拇指指甲掐揉四缝，各 10 ~ 20 次，以一手掌面按顺时针摩揉腹部 5 ~ 10 分钟，三指(食指、中指及环指)并拢，用指腹揉按中脘穴 3 ~ 5 分钟；再以一手掌根部按顺时针揉脐及天枢约 300 次，用拇指指端点按肝俞、脾俞、胃俞，各 100 次左右；然后捏脊，用拇指桡侧缘顶住皮肤，食、中二指前按，三指同时用力捏拿肌肤，双手交替捻动，自上而下，向前推行，每捏 3 次，向上提拿 1 次。共操作 3 遍；用拇指指面按揉足三里约 30 次。每日 1 次。

**按语**　推拿疗法通过刺激与消化系统机能有关的穴位后，能有效地增进食欲，疗效较为迅速。引起小儿厌食的原因很多，在推拿治疗前应明确诊断，排除胃肠道器质性病变以及肠道寄生虫病。平日饮食宜荤素、冷热搭配合理，不要养成孩子偏食的坏习惯。

## 遗尿

遗尿症又称夜尿症，俗称“尿床”，是指满3周岁的儿童在发育和智力正常，排尿功能正常的情况下，在夜间睡梦中不能自行控制而排尿于床上的病症。轻者每夜或隔数夜1次，重者则每夜尿床2～3次。有些严重病人可延至10余年，甚则成年后仍有尿床。3岁以下的婴幼儿，由于智力发育未完善，排尿的正常习惯尚未养成，或者贪玩少睡，精神过度疲劳，均能引起暂时的遗尿，这都不属于病态。突然受惊、过度疲劳、换新环境、失去父母照顾及不正确的教养习惯都可引起小儿遗尿。

中医认为本病多由于肾气不足，下元虚寒，或病后体弱，脾肺气虚，或不良习惯所致。

**治则**　补脾益肾，缩尿。

**取穴**　百会、中脘、关元、气海、太溪、足三里、三阴交、肺俞、脾俞、肾俞、膀胱俞。

**操作**　患儿仰卧，轻轻点打百会30次，然后点揉中脘、关元、气海及耻骨上部，每穴3分钟，接着依次点按太溪、足三里、三阴交，各1

分钟；患儿俯卧，用双手拇指指腹点揉肺俞、脾俞、肾俞、膀胱俞，各1分钟。

**按语**　推拿疗法治疗小儿遗尿症效果较好，但对某些器质性病变（如蛲虫病、脊柱裂、其他脊髓病变或大脑发育不全）引起的遗尿症，应及时治疗原发病症。治疗期间应嘱家属密切配合，不应打骂儿童，避免精神刺激。对患儿应加强训练，定时唤醒排尿，更应避免贪玩、过度疲劳、睡眠不足、傍晚饮水过多等诱因。

## 夜啼

夜啼是指小儿在夜间常常啼哭不止或时哭时止，多见于半岁以下婴儿。临床表现为：每到夜间即高声啼哭，呈间歇发作，甚至通宵达旦啼哭不休，白天却安静不哭。生理上，多与饥饿、口渴、太热、太闷、尿布潮湿、白天过度兴奋等有关；至于疾病，则多见于发热、佝偻病、蛲虫病、骨或关节结核，或经常鼻塞，扁桃体过大妨碍呼吸等。

中医认为本病多因脾寒、心热、惊吓、饮食积滞所致。

**治则**　健脾、清心、镇惊、消滞。

**取穴**　脾俞、胃俞、肝俞、神门、膻中、中脘、足三里。

**操作**　患儿取俯卧位，以双手拇指指腹依次点揉双侧脾俞、胃俞、肝俞、肾俞，每穴1分钟。患儿取仰卧位，点按神门、膻中，各1分钟；后点揉中脘、足三里、三阴交，各2分钟，点揉中脘穴后可配合做顺、逆时针摩腹各 1 分钟。每日 1～2 次。

**按语** 仔细观察，找出患儿啼哭的原因，以便针对病因治疗，切忌滥用镇静药。卧室应保持清洁，安静；注意饮食卫生，以易消化食物为主。平时勿惊吓小儿，以免使小儿因精神紧张而夜啼。小儿夜啼，不宜给巧克力、可可糖之类的糖果与饮料加以哄骗，这些都是具有兴奋作用的食品，对病情不利。

## 流涎

流涎也就是流口水，是指口中唾液不自觉从口内流溢出的一种病症。一般来讲，1 岁以内的婴幼儿因口腔容积小，唾液分泌量大，而且神经系统发育尚不完善，不能随意地控制嘴巴的张合与吞咽等动作，加之出牙对牙龈的刺激，大多都会流口水。随着生长发育，大约在 1 岁左右流口水的现象就会逐渐消失。如果到了 2 岁以后，还在流口水，就可能是异常现象，可见于神经或内分泌发育迟缓、口腔炎症、消化不良、脑瘫、先天性痴呆等，必须进行诊治。

中医认为脾在液为涎，肾在液为唾，本病主要是脾失调摄所致。

**治则** 温阳健脾，清泻胃热。

**取穴** 脾俞、中脘、合谷。

**操作** 俯卧，用双手拇指腹点揉脾俞 2 分钟，然后用双手拇指与中指捏提脾俞 30 次；仰卧，点揉中脘、合谷，各 2 分钟，点揉中脘穴后可配合做顺、逆时针摩腹各 1 分钟。每日 1～2 次。

**按语** 小儿持续流涎较多者，应该密切注意其肢体功能及智力发育情况。保持口腔卫生，多吃容易消化的食物。

## 百日咳

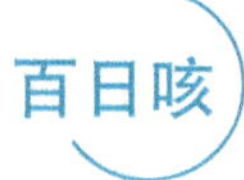

百日咳是由百日咳嗜血杆菌引起的急性呼吸道传染病。本病初期与感冒难以鉴别，一周后出现具有特征性的阵发性痉挛性咳嗽，并常伴有吸气性鸡鸣样回声。临床表现为：阵咳时伴有面红耳赤，涕泪交流，头向前倾，舌向外伸。紧握双拳，表情痛苦，有时呼吸困难、发绀，直至咳出黏稠痰为止。如此重复多遍，直至呕吐，每天发作数次至数十次。恢复期阵咳消退至完全不咳。整个病程可持续 3 个月以上，故名为“百日咳”。好发于冬春季节，5 岁以下婴幼儿易于感染。

本病属中医学“顿咳”“疫咳”范畴，由时行疫毒犯肺，肺气不宣，气郁化热，酿液成痰，阻于气道，气机上逆而成。久咳伤及肺络，则可引起咯血。

**治则** 清热宣肺，顺气化痰。

**取穴** 天突、四缝、少商、肺俞。

**操作** 将食指按于天突穴上，方向由里向下，当患儿呼气时，食指迅速按入，吸气时食指随即放松而离开穴位，如此一按一松反复进行，次数可视病情相应增减，一般以 40～60 次为宜；然后掐压四缝、

少商，按压肺俞，指力渐加，持续 2 分钟为度，或配合呼吸法进行

**操作** 。每日 1 次。

**按语** 小儿疾病变化迅速，本病一般需要药物配合治疗。注意充分休息，特别要保证夜间的睡眠。幼小婴儿尽量不惹其哭闹，较大的患儿，发作前应加以安慰，消除其恐惧心理。发作时可助患儿坐起，轻拍背部，随时将口鼻分泌物和眼泪擦拭干净。患儿应尽量避免接触其他儿童，自发病起隔离 40 天，或自痉咳起隔离 4 周；同时也要保护患儿不与有其他疾病的病人接触，以免引起并发症。

## 脑瘫

脑瘫是指受胎到新生儿或婴儿期发病的，非进行性脑损伤所导致的综合征。主要表现为：中枢性运动障碍及姿势异常，同时经常有不同程度的智能障碍，癫痫和视觉、听觉、语言、行为、情感、心理等障碍。妊娠期受到放射化学药物的侵害以及遗传因素，早产、难产、窒息缺氧、新生儿重度黄疸，此外，婴幼儿脑炎、脑膜炎、高烧抽风、低血糖也是常见病因。由于这种病不是一过性的，而是永久性，且重残儿大都生活不能自理，所以对患儿、家庭、社会的危害是重大的。

本病属中医学“五迟”“五软”“五硬”“痿证”“痴呆”范畴，中医认为本病的发生，主要是由于先天胎禀不足、肾阳虚衰、脑髓失养，后天乳养失调，风寒袭阳、脾气虚馁，以致筋骨肌肉失却濡养而致，从经络

角度来看，多认为是督脉受损、带脉之气运行失常所致。

**治则** 补益后天，益髓壮骨。

**取穴** 百会、翳风、哑门、印堂、太阳、风池、肩井、环跳、委中、阳陵泉、承山、昆仑、太溪、率谷。

**操作** 先擦按四肢10～30分钟，并配合关节屈伸活动，按揉百会、翳风、哑门、印堂、太阳，各20～30次；再用中指指端叩击头部约5分钟，用力拿捏风池、肩井、环跳、委中、阳陵泉、承山、昆仑、太溪，各10次；然后用拇指桡侧缘，以率谷为中心扫散头部两侧胆经各30～50次；由前向后用五指拿头顶，至后头部改为三指拿，顺势从上向下拿捏项肌3～5遍。每日1次。

**按语** 脑瘫患儿应尽早进行康复训练，在康复师的指导下进行日常生活的训练，如进食、大小便、穿脱衣服等。平常要注意正确的坐姿和抱姿，以免使畸形更加严重。本病应长期坚持治疗，甚至多年。

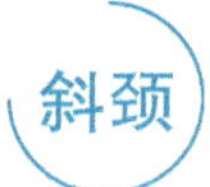

## 斜颈

斜颈是指头向患侧倾斜、前倾，颜面旋向健侧的病症。多在出生后数日发现斜颈，患儿头向患侧前倾歪斜，脸面旋向健侧，如家长勉强转动扳正，则引起患儿哭闹，并迅速又转向复位，患侧胸锁乳突肌紧张挛缩形成梭形肿物，或如条索状。临床上除极个别为脊柱畸形引起的骨性斜颈、视力障碍的代偿姿势性斜颈和颈肌麻痹导致的神经性斜颈外，一般多为一侧胸锁乳突肌挛缩造成的肌性斜颈。

中医学认为本病多与损伤有关，一般为产伤致一侧胸锁乳突肌血运供应障碍，引起该肌缺血性改变所致。

**治则** 舒筋活血，软坚消肿。

**取穴** 阿是穴、印堂、太阳、肩井、曲池、外关、合谷。

**操作** 令患儿仰卧床边，头向医者。医者坐于床前，一手托住患儿颈枕部，另一手用拇指或食、中、环指按揉肿块局部3～5分钟，再用弹拨法弹拨患处肌腱15次；然后以拇指指腹点揉印堂、太阳、地仓，每穴半分钟；最后依次点按肩井、曲池、手三里、外关、合谷穴，每穴半分钟。每日1次。

**按语** 早发现病情，及时治疗，效果较好。小儿皮肤娇嫩，按摩时宜轻柔，以防擦破表皮。日常生活中经常作与头面畸形相反方向的动作加以矫正。如将患侧枕头垫高，改变喂奶姿势及用玩具吸引患儿向健侧倾斜等，均有利于斜颈恢复。

# 第五节　五官科病症

## 急性结膜炎

结膜是覆盖在眼睑内面，白眼球表面的一层透明薄膜。结膜炎，俗称“红眼病”，就是病毒、细菌或过敏物质引起的结膜炎症，是一种急性传染性眼病。好发于夏秋季，可在一定范围内暴发流行。临床表现为突发结膜充血，烧灼感、痒、分泌物多，一般不影响视力可一眼发病，也可两眼齐发。急性期失于治疗，可转为慢性结膜炎。原因可分为：

外源性由于结膜外露，易受外界各种微生物、风尘、理化毒物等的刺激而产生炎症。

内源性致病菌通过血行或淋巴使结膜感染，或对全身其他部位感染物发生过敏反应；炎症也可由邻近组织直接蔓延而来。

本病属中医学“天行赤眼”“暴发火眼”范畴，认为本病多因风热邪毒上攻于目，经脉闭阻，气滞血壅；或感受天行时令之疫气所致。

**治则**　清热解毒，行气活血。

**取穴** 合谷、攒竹、四白、丝竹空、风池。

**操作** 一般取患侧穴，重者取两侧穴，强力掐压合谷、攒竹、四白、丝竹空，每穴 2～3 分钟；按揉风池 3 分钟；必要时加三棱针点刺耳尖放血少许。每日 1 次。

**按语** 本病具有传染性、流行性，患者用过的器具要严格消毒，防止交叉感染。饮食宜清淡，忌辛辣、发物等，多饮水，注意休息。切勿冲洗眼睛，因结膜周围有大量抗体，可增加抵抗力，若被冲洗，易使疾病更为严重。病情一般不严重，但是当炎症波及角膜或引起并发症时，可导致视力的损害。

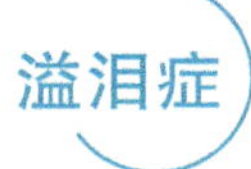

## 溢泪症

溢泪症是指不由自主地经常有眼泪流出的眼病。多由于睑缘位置异常、泪道系统阻塞或排泄功能不全所引起。临床表现为：迎风冷泪、无风冷泪。“迎风冷泪者”，平素目无赤烂肿痛，亦不流泪，但遇风则泪出，无风即止，或仅在冬季或初春遇寒风刺激时泪出汪汪，泪液清稀无热感。冲洗泪道时，泪道通畅或狭窄。“无风冷泪者”，不分春夏秋冬，无风有风，不时泪下，迎风尤甚。冲洗泪道时，泪道狭窄或不通，或有泪窍外翻现象。

本病属中医学“冷眼症”“迎风流泪”范畴，认为多因肝肾阴虚，肾气不纳，外受冷风刺激所引起。

**治则** 补益肝肾，益气止泪。

**取穴** 肝俞、肾俞、风池、睛明、攒竹、承泣、目窗、头临泣、养老。

**操作** 坐位，点揉肝俞、肾俞，各3分钟，以双手拇指点按风池2分钟；仰卧，点揉睛明2分钟，手法宜轻，点按攒竹、承泣，各1分钟头痛者加点目窗、头临泣，各2分钟，视物不清者加点养老2分钟。每日1次。

**按语** 推拿疗法治疗溢泪症效果较好，尤其对于迎风流泪而泪道通畅者效果显著，一般治疗1～3次即可好转或治愈；本法对于泪道阻塞所致的溢泪症也有一定效果，应与眼科治疗结合，综合治疗。点揉睛明时，手法要轻，不宜挤压泪腺，以免造成损伤感染。多风季节外出，应注意保护眼睛。饮食应忌用辛辣之品。

## 急性泪囊炎

急性泪囊炎是泪囊的急性炎症，主要表现为羞明，经常流泪。本病有急性和慢性两类：

急性泪囊炎多见目内眦红肿硬痛，常伴有头痛、口干、便干、发热、恶寒等全身症状；

慢性泪囊炎以脓液与黏浊泪水混合、内眦角渗出为主（单眼较多），眼睛不红不肿，经常流泪。

本病属中医学“漏睛疮”范畴，中医认为由心经蕴热，复感风邪；热毒壅盛，气血瘀滞。

**治则** 清热解毒，祛散风邪，行气活血。

**取穴** 攒竹、承泣、风池、曲池、合谷。

**操作** 患者仰卧位，按揉攒竹、承泣，每穴1～2 分钟，用力宜轻；拿风池 1 分钟，揉压曲池、合谷每穴 1～2 分钟。每日 1 次。

**按语** 不要挤压泪囊，尽快找医生诊治；不要用手摸患眼，以免引起感染。烟酒、辛辣等刺激性食物。

## 睑腺炎

睑腺炎又称麦粒肿，是指睑腺急性化脓性炎症，临床以睑缘疼痛、肿胀、多泪为特点。初起形如麦粒，微痒微肿，继之出现红肿痛。轻者数日内即可自行消散，重者经过 3～5 日后于眼睑缘的毛根，或睑内出现黄白色的脓点，自破而愈。

本病属中医学“土疳”范畴，俗称“针眼”，中医认为因过食厚味，脾胃积热并外感风邪所致。

**治则** 疏风清热利湿。

**取穴** 合谷、后溪、太阳、耳尖。

**操作** 以双拇指强压（或掐压）双侧合谷 3～5 分钟，拇指指腹揉压患侧太阳 3～5 分钟；然后用艾条点灸或悬灸后溪穴（轻者取患侧,重者取双侧);必要时加三棱针点刺耳尖放血少许。每日1次。

**按语** 睑腺炎切忌挤压或用未消毒的针挑、过早切开,以免加重病情。可做湿热敷,但是要注意防止烫伤皮肤,特别是幼儿及老年患者更要注意,可在眼睑上涂一薄层凡士林或盖凡士林纱布预防。不要用脏手揉眼睛,以免将细菌带入眼内,引起感染。对顽固复发的病人,应到医院查明病因并治疗。

## 翼状胬肉

翼状胬肉俗称“攀睛”或“胬肉攀睛”,是结膜变性疾患中的常见病和多发病,睑裂区肥厚的球结膜及其结膜上组织向角膜呈三角形侵入,形成睑裂部位球结膜上的一种翼片状赘生组织,病变处充血、增厚,并有向角膜中央蔓延的趋势。常双眼患病,鼻侧睑裂部多见。翼状胬肉除影响美观外,随着胬肉逐步向角膜中心方向推进还可以引起角膜散光,一旦伸展至瞳孔区,则可严重妨碍视力,大的翼状胬肉可影响眼球的运动。一般认为翼状胬肉的发生与长期受到风沙、烟尘、尘埃、日光(紫外线辐射)、花粉等过度刺激有关;也可能与结膜慢性炎症、遗传、营养缺乏、泪液分泌不足、过敏反应及解剖因素有关。

中医学认为,本病多因外感、饮食、七情、劳欲等,使脏腑失调,邪热上攻于目,血滞于眦而发病。

**治则** 泻热,化瘀。

**取穴** 睛明、阳白、承泣、风池、合谷。

**操作** 患者仰卧位,按揉睛明、阳白、承泣,每穴 1 ~2 分钟,用力宜轻;拿风池 1 分钟,揉压曲池、合谷,每穴 1 ~2 分钟。每日 1 次。

**按语** 在治疗期间,应当禁食辣椒、大葱等刺激性食物,并应禁烟酒。避免眼睛受风沙、烟尘、有害气体、强烈阳光照射及寒冷等因素的刺激。注意眼部卫生,应注意睡眠充足,生活规律,避免大便干燥。

## 老年性白内障

老年性白内障是白内障中最常见的一种类型,约占了半数以上,女性多于男性。多为双眼发病,一般是一先一后。一般认为眼球的晶状体细胞膜被自由基逐渐氧化是老年性白内障的主要病因。临床上分为皮质性与核性两大类:

皮质性白内障皮质性白内障是最常见的类型,根据病情的进展,可分为初发期、膨胀期、成熟期和过熟期四期。

初发期视力略有减退,但眼底仍可窥见;未成熟期视力明显下降,或仅见指数,眼底不能窥清,由于晶状体膨胀,前房变浅,有时可诱发继发性青光眼;成熟期视力明显下降,只能辨别手动,或仅存光感;过熟期应及时手术,否则有可能永远失明。

核性白内障核性白内障较为少见,常发病于高度近视及长期暴露于紫外线照射环境中的人群。初起时对视力影响不大,但在强光下因瞳孔缩小而明显影响视力。

中医学认为年衰精弱,晶珠失养而泛混成障。

**治则** 补益肝脾肾,益气养血。

**取穴** 睛明、攒竹、鱼腰、风池、肝俞、肾俞、足三里。

**操作** 患者仰卧位,按揉睛明、攒竹、鱼腰,每穴1~2分钟,拿风池1分钟,揉压足三里1~2分钟;患者俯卧位,按揉肝俞、肾俞,每穴1~2分钟。每日1次。

**按语** 读书、写字时,要尽量避免强光直射,不然会增加眩光而感到不适,外出或室内有强光时,可适当选用有色眼镜。早期药物治疗十分重要,部分病人既可制止病情发展、延长失明时间,又可提高视力。症状好转后,不宜过早停药,要继续用药,以提高和巩固疗效。白内障成熟或近成熟时要及时手术,不要拖延至过熟期,以免发生其他并发症;双眼白内障,视力已很低下,无法工作或照顾自己生活时,也可以提前手术。

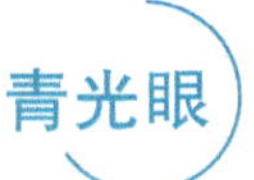

## 青光眼

青光眼是指眼内压调整功能发生障碍使眼压异常升高,造成视功能障碍,并伴有视网膜形态学变化的疾病,因瞳孔多少带有青绿色,故名青光眼。本病是全球成年人的主要致盲眼疾,临床表现为:视力受损一般是从视野两旁开始，视力会逐渐收窄，大部分青光眼在病发初期无痛且不易发觉，因此，很多病人往往没有察觉他们已患上此病，直至他们的视野范围只剩余低于20%。本病的发病机制是房水排出障碍致眼压升高，视乳头凹陷增大，视野缺陷。

青光眼的种类主要有四种：先天性青光眼、原发性青光眼、继发性青光眼、混合型青光眼。

先天性青光眼 30岁以下的青光眼均属此类范畴，根据发病年龄又可为婴幼儿性青光眼及青少年性青光眼。

原发性青光眼 根据前房前角的形态及发病缓急，又分为急性闭角型青光眼、慢性闭角型青光眼、开角型青光眼。

继发性青光眼 由眼部及全身疾病引起的青光眼均属此类，多见于屈光不正（即近视、远视）、角膜、结膜、葡萄膜炎、白内障、外伤继发青光眼。

混合型青光眼 两种以上原发性青光眼同时存在。

本病属中医学“绿风内障”范畴，中医认为系情志不畅致肝胆火炽，风火升扰或阴虚火炎等导致气血不和，目内气机阻滞，玄府闭塞，神水积滞为患。

**治则** 疏利气机，泻水逐饮。

**取穴** 太阳、睛明、合谷、肩井、肝俞、光明、风池。

**操作** 先用双手拇指螺纹面自前额分推至两侧太阳30～50遍，然后用拇指指端点按睛明30～50次，用大鱼际按揉太阳30次；再用双手食指微屈，以食指桡侧缘从内向外推抹上下眼眶，各50遍。用力拿捏合谷、肩井，各30～50次，按揉肝俞、光明，各30～50次。然后用拇指桡侧缘扫散头部两侧胆经各30～50次，用力拿捏风池10～20次，以局部有较强的酸胀感为度。然后由前向后用五指拿头顶，至后头部改为三指拿，顺势从上向下拿捏项肌3～5遍。再用双手大鱼际从前额正中线抹向两侧，在太阳穴处重按3～5下，再推向耳后，并顺势向下推至颈部，做3～5遍。每日1次。

**按语** 本法可作为治疗青光眼的辅助疗法。慢性原发性青光眼，坚持治疗，有一定疗效；急性者当以急症及时就诊，以免延误病情。继发性青光眼，要重视原发病的治疗，以免影响疗效，导致疾病复发。先天性青光眼一定要早期治疗，切不可错误地认为孩子年龄尚小，等大一些再手术而遗憾终生。在治疗其他疾病时，要向医生说明自己患有青光眼，以避免应用导致青光眼急性发作的药物。

## 视神经炎

视神经炎是视神经任何部位发炎的总称，主要表现为：视力减退，为本病特有症状之一，多为单眼、亦有双眼者。视力急剧下降，可在数小时或数日内成为全盲。根据发病的部位不同，视神经炎分为球内和球后两种，前者指视神经乳头炎，后者系球后视神经炎。球后视神经炎，在视力减退前，可见眼球转动和受压时球后疼痛感；视野改变为本病重要体征之一，多数表现为中央暗点或傍中央暗点，生理盲点不扩大，周边视野呈向心性缩小或楔形缺损，严重者中央视野可以全部丧失；瞳孔对光反应改变与视力减退程度一般是一致的。主要由局部病灶感染、全身传染性疾病、代谢障碍和中毒、脱髓鞘病所致。

本病属中医学“暴盲”范畴，中医认为本病是因肝肾两虚，阴血亏损而致。

**治则** 滋养肝肾。

**取穴** 睛明、翳风、瞳子髎、风池、外关、阳陵泉、光明、太冲。

**操作** 揉压睛明、翳风、瞳子髎、外关、阳陵泉、光明、太冲，每穴3～5分钟，拿风池3分钟，以酸胀感为度。每日1次。

**按语** 如及时治疗，多可恢复一定视力，甚至完全恢复正常，否则可导致视神经萎缩。具有高危因素的病人及早治疗很有必要，最好是做MRI检查。急性中心性视网膜病变及癔性失明等以视力急剧下降为主要表现得急病可参考治疗。

## 视神经萎缩

视神经萎缩，即因视神经纤维的变性和消失，传导功能障碍，导致视野变化（向心性缩小、缺损、偏盲），视力减退并丧失，是视神经病损的最终结果。此病病因较复杂，一般分为原发性和继发性两类，原发性包括外伤、脊髓痨、烟酒中毒、球后视神经炎（先天遗传）；继发性包括视神经乳头炎、视网膜炎症、脉络膜炎症、变性、中央动脉阻塞。

本病属中医学“青盲”范畴，中医认为多因肝肾不足，精血耗损，或心营亏虚、神气虚耗，或情志郁结，肝失条达，玄府滞涩，或头部外伤，或肿瘤压迫，脉络瘀阻，致目系失养，神光不得发越。

**治则** 补益肝脾肾，滋阴养血。

**取穴** 瞳子髎、角孙、颅息、攒竹、风池、肝俞、肾俞。

**操作** 先压后揉或先揉后压，可加点压或加振颤，反复进行，每穴 3～5 分钟。每日 1 次。

**按语** 保持心情舒畅，适当选用辛辣食物，保证视神经血运及能量供给。一旦视神经萎缩，要使之痊愈几乎不可能，但是其残余的神经纤维恢复或维持其功能是完全可能的。主要治疗原发性和炎症引起的继发性视神经萎缩。

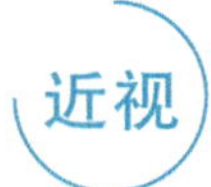

## 近视

近视是指视近清晰，视远模糊的一种眼病。以不良用眼习惯为主要原因，或由先天禀赋不足，遗传而致。按近视程度分为轻、中、重度近视三类：轻度近视眼小于 300 度；中度近视眼 300～600 度；高度近视眼大于 600 度。另外，还有假性近视眼，又称调节性近视眼，是由看远时调节未放松所致。它与屈光成分改变的真性近视眼有本质上的不同。

中医学将其和“弱视”一并称为“能近怯远症”，认为近视是全身气血脏腑失调所致，是过度用眼、用脑而发生的。

**治则** 健脾生血，补肝养血，滋阴明目。

**取穴** 印堂、神庭、攒竹、丝竹空、太阳、睛明、攒竹、神庭、四白、丝竹空、瞳子髎、肝俞、肾俞、光明、率谷、风池、肩井。

**操作** 先用双手拇指桡侧缘交替推印堂至神庭50遍；然后用拇指螺纹面分推攒竹，经丝竹空至两侧太阳30～50遍，用大鱼际按揉太阳30次，方向向后转动，按揉睛明、攒竹、神庭、四白、丝竹空、瞳子髎、肝俞、肾俞、光明，各50次；再用双手食指微屈，以食指桡侧缘从内向外推抹上下眼眶，上下各50遍，用中指指端叩击后头部2～3分钟；用拇指桡侧缘，以率谷为中心扫散头部两侧胆经各30～50次；用力拿捏风池10～20次，以局部有较强的酸胀感为佳；然后由前向后用五指拿头顶，至后头部改为三指拿，顺势从上向下拿捏项肌3～5遍，再用双手大鱼际从前额正中线抹向两侧，在太阳穴处重按3～5下，再推向耳后，并顺势向下推至颈部，做3～5遍，拿肩井10～20次。每日1次。

**按语** 推拿疗法对轻中度近视及假性近视疗效较好。重视对眼的保护，纠正不良用眼习惯，少看或不看电视，坚持做眼保健操。

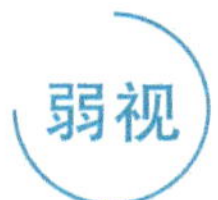

## 弱视

眼部无明显器质性病变，或者有器质性改变及屈光异常，但与其病变不相适应的视力下降和不断矫正或矫正视力低于0.9者均为弱视,可以发生于一眼或两眼。弱视危害不仅仅是造成视力低下,而且会影响双眼视觉的正常发育,导致立体视觉的丧失。常见病因有斜视性弱视、屈光不正性弱视、屈光参差性弱视、形觉剥夺性弱视。其中半数以上的弱视与斜视有关。

本病属中医学"能近怯远症"范畴,认为是由心阳衰弱或肝肾亏虚所造成。

**治则** 温心阳,补肝肾。

**取穴** 睛明、瞳子髎、承泣、丝竹空、肝俞、脾俞、肾俞、足三里、光明。

**操作** 患者仰卧位,按揉睛明、瞳子髎、承泣、丝竹空,每穴1~2分钟;揉压足三里、光明,每穴1~2分钟;患者俯卧,按揉肝俞、脾俞、肾俞,每穴1~2分钟,并擦热肾俞。每日1次。

**按语** 注意用眼卫生。不要在光线过强或过弱的环境下看书写画,一次连续看书或写画时间不要超过半小时;培养良好正确的看书写画姿势。

## 电光性眼炎

电光性眼炎也称为紫外线眼伤,是由于受到紫外线过度照射所引起的眼结膜、角膜的损伤。在自然界,如高山地区空气稀薄,大气层对紫外线的吸收和散射作用减少，在冰川、雪地、沙漠等眩目耀眼的地区，反射光的紫外线含量增高，也会引起眼部的损害。在工业上，进行电焊或气焊时，由于不戴防护镜或防护面罩，常因电焊时弧光内射出大量的紫外线而引起眼的损伤。本病发病的特点是：眼受到紫外线照射后，一般 6～8 小时发病，有异物感，继之眼剧痛，高度眼睑痉挛，怕光、流泪、伴面部烧灼感，症状可持续 6～8 小时，以后逐渐减轻，2～3 天完全恢复。

本病属中医学“暴发火眼”范畴，中医认为风火毒邪攻目，灼伤白睛，累及黑睛，致白睛暴赤，黑睛混浊，发为本病。

**治则** 疏风散寒，温经通络，行气活血。

**取穴** 睛明、攒竹、承泣、四白、太阳、风池、合谷。

**操作** 患者仰卧位，按揉睛明、攒竹、承泣、四白，每穴 1～2 分钟，用大鱼际按揉太阳 30 次；拿风池 1 分钟，揉压合谷 1～2 分钟。每日 1 次。

**按语** 经过应急处理后，除了休息外，还要注意减少光的刺激，并尽量减少眼球转动和摩擦。一般经过 1～2 个月即可痊愈。家长应教育儿童不要观看电焊工人进行操作，否则极易患电光性眼炎。从事电焊工作的工人，禁忌不戴防护眼镜进行电焊操作，以免引起不必要的事故。

## 耳鸣、耳聋

耳鸣、耳聋都是听觉异常的症状。耳鸣是指病人自觉耳内鸣响，如闻蝉声，或如潮声；耳聋是指不同程度的听觉减退，甚至消失。耳鸣可伴有耳聋，耳聋亦可由耳鸣发展而来。因两者在临床上常同时并见，而且病因及治疗方法大致相同，故合并论述。从耳部病变损害的部位来讲，耳鸣、耳聋可分为传音性、感音神经性及混合性三种：由于外耳及中耳的病变从而阻碍声波的传导，即为传音性耳鸣、耳聋；若接受声波的内耳或由内耳经听神经径路发生问题，影响声音的感受，则为感音神经性耳聋；如外耳、中耳、内耳三部分均有病变所致的耳聋，称为混合性耳聋。此外，亦可由全身系统性疾患、局部血管或肌肉异常等多种原因引起。

中医认为，本病多因暴怒、惊恐、肝胆风火上逆，以致少阳之气闭阻不通所致；或因外感风邪侵袭，壅遏清窍；或因肾气虚弱，精气不能上达于耳而成。

**治则**　活血祛瘀，通络开窍或补肾填精。

**取穴**　主穴：听宫、听会、翳风、风池；配穴：耳门、肝俞、肾俞、太冲、太溪、涌泉。

**操作**　先用中指指端点揉耳门、听宫、听会、翳风，各100次，以局部有明显酸胀感为宜；按揉肝俞、肾俞，各100次，又以拇指螺纹面着力拿捏太冲、太溪，各 30～50 次，重按、多按太冲穴；再以拇指和食、中指螺纹面相对用力拿捏风池 20 次；由前向后用五指拿头顶，至后头部改为三指拿，顺势从上向下拿捏项肌 3～5 遍；用双手大鱼际从前额正中线抹向两侧，在太阳处重按 3～5 次，再推向耳后，并顺势向下推至颈部，做 3 遍；擦涌泉 100～200 次。每日 1 次。

**按语** 耳聋、耳鸣是临床上较为顽固的疾病，病因很多，推拿疗法对于神经性耳鸣、耳聋效果较好，但容易复发，需要坚持治疗，巩固疗效。患者应注意休息，避免过度劳累和精神刺激。

## 梅尼埃病

梅尼埃病又称“内耳眩晕症”，是一种不明原因的、非炎症性内耳病变。临床主要表现为患者自觉周围物体旋转，眼花缭乱，因体位变动而加重，并伴有耳鸣、耳聋及恶心、呕吐及有患侧耳内闷胀感，该病常反复发作，并有明显的缓解期。主要原因是脑动脉硬化造成迷路供氧供血不足，前庭疱疹性神经炎、颅肿瘤等波及迷路，变态反应，B 族维生素缺乏，内耳的淋巴液分泌过多或吸收过少，致迷路积水，局部压力增高，造成迷路缺氧和变性。

本病属于中医学“眩晕”范畴，认为多因脾气虚弱，导致气血亏虚；或脾失健运，水湿分布失司，聚湿成痰成饮，痰浊上扰，蒙闭清窍；或久病及肾，肾阳不足，寒水上攻；或肾阴虚，水不涵木，致肝阳上亢，化火生风，风火上扰引起。

**治则** 益气养血，健脾祛痰，平肝潜阳，补肾填精。

**取穴** 耳门、听会、头维、风池、足三里、丰隆。

**操作** 以两手拇指揉压双侧耳门、听会和头维，再强压双侧风池、足三里、丰隆，每穴3～5分钟。每日1次。

**按语** 推拿疗法可以辅助治疗，眩晕重者应及时就医。保持环境安静，调畅情志。

## 鼻炎

鼻炎指的是鼻腔黏膜和黏膜下组织的炎症（充血或者水肿）。鼻腔黏膜分泌的稀薄液体样物质称为鼻涕或者鼻腔分泌物，可帮助清除灰尘、细菌，以保持肺部的健康。通常情况下，混合细菌和灰尘的鼻涕吸至咽喉并最终进入胃内，因其分泌量很少，一般不会引起人们的注意。当鼻腔黏膜出现炎症时，鼻涕的分泌量增加，并可以因感染而变成黄色，流经咽喉时可以引起咳嗽，鼻涕量十分多时还可以经前鼻孔流出，故表现为鼻塞、流涕、打喷嚏、头痛、头昏等。鼻炎的表现多种多样，可分为急性鼻炎和慢性鼻炎（包括慢性单纯性鼻炎、慢性肥厚性鼻炎）。此外，还有变态反应性鼻炎、萎缩性鼻炎、药物性鼻炎、季节性鼻炎等。

急性鼻炎俗称“伤风”或“感冒”，是鼻腔黏膜的急性炎症，主要表现为鼻塞和鼻涕增多(早期为清水样涕,后变为黏液脓性鼻涕),病人可有低热和全身不适。检查见鼻黏膜充血肿胀,有分泌物。以秋冬或冬春季之交多见,病程一般为7~14天。为病毒(鼻病毒、腺病毒、流感和副流感病毒)感染引起,并常继发细菌感染。

慢性鼻炎由急性鼻炎发展而来,与合并细菌继发感染、治疗不彻底和反复发作有关。为鼻腔黏膜和黏膜下层的慢性炎症。轻者称为慢性单纯性鼻炎,重者称为慢性肥厚性鼻炎。主要症状为鼻塞(轻者为间歇性或交替性,重者为持续性),鼻分泌物增多。检查见鼻黏膜充血肿胀,鼻道有少量黏液性分泌物,严重的肥厚性鼻炎由于组织增生,黏膜表面凹凸不平,下鼻甲呈桑葚状变化,中鼻甲黏膜呈息肉样变。

变态反应性鼻炎俗称过敏性鼻炎,其主要症状是突然鼻痒、打喷嚏、流清涕、鼻塞,且反复发作。一年四季均犯病者叫常年性变态反应性鼻炎,仅在固定的季节中发作者叫季节性变态反应性鼻炎。前者主要由屋内灰尘、螨虫、霉菌及棉絮等引起,后者主要由花粉引起(故又称"花粉症")。

急性鼻炎属中医学"伤风鼻塞"范畴,认为因气候多变,寒热不调,或生活起居失慎,过度疲劳,致使正气虚弱,肺卫不固,风邪乘虚侵袭而致病;慢性鼻炎属中医学"鼻窒"范畴,认为由伤风鼻塞反复发作和(或)治疗不彻底,或因饥饱劳倦、体质虚弱致肺脾气虚,易受外邪侵袭,导致肺失清肃,升降失职,邪毒湿浊滞留鼻窍而发病。

**治则** 补益肺脾,调和气血,化瘀通窍。

**取穴** 迎香、印堂、合谷、风门、囟会、尺泽、肺俞、风池。

**操作** 先用中指指端点揉迎香100次,双手拇指桡侧缘交替推印堂至囟会100遍,按揉尺泽、风门、肺俞,各50次,用力拿捏风池10次;再用双手食指螺纹面从睛明开始向下推抹鼻翼,不拘次数,以局部有温热感为度。每日1次。

**按语** 注意工作、生活环境的空气洁净,避免接触灰尘及化学气体,特别是有害气体。加强营养,加强锻炼,提高身体素质。通过运动,可使血液循环改善,鼻甲内的血流不致阻滞。改掉挖鼻的不良习惯,及时矫正一切鼻腔的畸形。慎用鼻黏膜收缩剂,尤其不要长期不间断使用。

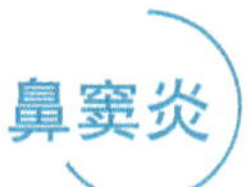

## 鼻窦炎

鼻窦是头骨和面骨中围绕鼻腔周围的一些含气的空腔,包括上颌窦、额窦、筛窦和蝶窦。鼻窦炎是指细菌感染鼻窦黏膜引起的化脓性炎症,有急性和慢性之分。最常见的致病原因为鼻腔感染后继发鼻窦化脓性炎症;此外,变态反应、机械性阻塞及气压改变等均易诱发鼻窦炎,牙齿的感染可引起齿源性上颌窦炎。

急性鼻窦炎常在感冒后出现鼻堵塞,脓性鼻涕增多,嗅觉减退和头痛。可伴发热及全身不适症状。用鼻镜或鼻内窥镜检查可见鼻黏膜充血肿胀,中鼻道或嗅裂处有脓性分泌物,各相应鼻窦区有压痛,鼻窦 X 射线拍片有助于诊断。

慢性鼻窦炎鼻部症状似急性鼻窦炎，但无全身症状，病程长，可以有头痛，也可以没有头痛。鼻腔检查见中鼻道或嗅裂处有脓性分泌物，中鼻甲及中鼻道黏膜增厚或息肉样变，鼻窦 X 射线拍片对诊断有很大帮助。

本病属中医学“鼻渊”，又名“脑漏”，范畴认为多因风邪外袭，寒闭腠理，肺气不和；或阳明经火上客鼻窍；或胆移热于脑；或风寒上扰，郁滞鼻窍所致。

**治则** 清热解毒，宣肺通窍。

**取穴** 上星、印堂、迎香、承泣、太阳、曲池、合谷、列缺。

**操作** 先用拇指指端点按或按揉上星、印堂、迎香、承泣，各 1～2分钟；再用拇指、食指对称用力以推揉法从鼻根沿鼻的两侧向下至迎香 5～10 遍，患者会立觉鼻窍通畅；两拇指用分推法自印堂穴推至双侧太阳 10～20 遍；然后按揉曲池、合谷、列缺，各 1～2 分钟。每日 1 次。

**按语** 平时注意鼻腔卫生，注意擤涕方法：鼻塞多涕者，宜按塞一侧鼻孔，稍稍用力外擤，之后交替而擤。急性发作时，多加休息。慢性鼻窦炎者，治疗要有信心与恒心，注意加强锻炼以增强体质。严禁烟、酒、辛辣食品。保持性情开朗，精神上避免刺激，同时注意不要过劳。平时可常做鼻部按摩。

## 扁桃体炎

扁桃体是人体咽部的两个最大的淋巴组织，一般 4～5 岁后逐渐增大，到 12 岁以后开始逐渐萎缩。正常情况下，扁桃体能抵抗进入鼻和咽腔里的细菌，对人体起到保护作用，但是，当身体抵抗力低，加上受凉感冒，就会使扁桃体抵抗细菌的能力减弱，从而导致口腔、咽部、鼻腔以及外界的细菌侵入扁桃体，发生炎症，即扁桃体炎。表现为咽痛、发热及咽部不适感等，检查见扁桃体充血肿大。此病可引起耳、鼻以及心、肾、关节等局部或全身的并发症，故应予重视。临床上分为急性和慢性两种。

（1）急性扁桃体炎

急性扁桃体炎是扁桃体的急性炎症。起病较急，有恶寒及高热，吞咽时咽痛尤重，并可引起放射性耳痛，四肢酸痛乏力，检查见扁桃体充血肿大。

（2）慢性扁桃体炎

慢性扁桃体炎多由急性扁桃体炎反复发作演变而来。多无明显的自觉症状，平时可有咽干、异物感等。

本病属中医学"乳蛾"范畴，急性扁桃体炎相当于"风热乳蛾"，慢性扁桃体炎相当于"虚火乳蛾"。风热乳蛾多因气候骤变，寒热失调，肺卫不固，致风热邪毒乘虚从口鼻而从侵喉核，或因过食烟酒等，脾胃蕴热，或因外感风热失治，邪毒乘热内传肺胃，上灼喉核，发为本病；虚火乳蛾多因风热乳蛾或温病之后余毒未清，邪热耗伤肺阴，或因素体阴虚，加之劳倦过度，肾阴亏损，虚火上炎，蒸喉核，发为本病。

**治则** 急性者：疏风清热；慢性者：滋阴降火。

**取穴** 急性：少商、合谷、鱼际、孔最、曲池、天突；慢性：天突、鱼际、照海、三阴交。

**操作**

急性先用拇指指尖切（掐）按少商，用力中等，每隔 10 秒放松 1 次，反复切按 1 ~2 分钟；然后用较重力捏按合谷 1 ~2 分钟，每隔 10 秒放松 1 次；再用拇指指尖用重力切（掐）按鱼际，每隔 10 秒放松 1 次，反复切按 1 ~2 分钟；然后用拇指指腹用重力捏按孔最、曲池，每隔 20 秒放松 1 次，反复捏按 2 ~3 分钟；用食指指腹轻按天突，每隔 10 秒放松 1 次，反复扪按 1 ~2 分钟。每日 1 次。

慢性先用中指指腹轻轻揉按天突 1 ~2 分钟，以局部有轻微胀热感为止；再用拇指指尖用中等力量切（掐）按鱼际、照海，每隔 10 秒放松 1 次，反复各 1 ~2 分钟；然后用拇指指腹用重力捏按三阴交，每隔 10 秒放松 1 次，反复捏按 1 ~2 分钟。每日 1 次。

**按语** 注意口腔卫生，多喝开水，注意加强饮食营养，增强体质，提高机体抵抗力。在治疗过程中，如果出现体温突然升高，应尽快去医院治疗。儿童扁桃体过度肥大可影响呼吸和吞咽，若腺样体也大时，则致鼻塞、打鼾，应积极治疗。

## 咽炎

咽炎是指咽部黏膜、黏膜下及淋巴组织的炎症。临床上分为急性和慢性两种。

急性咽炎是咽黏膜，并波及黏膜下及淋巴组织的急性炎症，可继发于急性鼻炎、急性扁桃体炎或由病原微生物乘虚而入引发。主要症状是起病急，初起时咽部干燥，灼热；继而疼痛，吞咽唾液时咽痛往往比进食时更为明显；可伴发热、头痛、食欲不振和四肢酸痛；侵及喉部，可伴声嘶和咳嗽。

慢性咽炎主要为咽黏膜慢性炎症，多由急性扁桃体炎反复发作演变而来。主要症状是咽部不适，干、痒、胀，分泌物多而灼痛，易干恶，有异物感，咯之不出，吞之不下。

本病属中医学“喉痹”范畴，急性多因气候骤变，寒热失调，肺卫不固，致风热邪毒乘虚从口鼻而从侵喉核，或因过食烟酒等，脾胃蕴热，或因外感风热失治，邪毒乘热内传肺胃，上灼喉核，发为本病；慢性多因风热乳蛾或温病之后余毒未清，邪热耗伤肺阴，或因素体阴虚，加之劳倦过度，肾阴亏损，虚火上炎，蒸喉核，发为本病。

**治则** 急性者：疏风清热；慢性者：滋阴降火。

**取穴** 急性：少商、合谷、鱼际、孔最、曲池、天突；慢性：天突、鱼际、照海、三阴交。

**操作**

急性先用拇指指尖切(掐)按少商,用力中等,每隔10秒放松1次,反复切按1~2分钟;然后用较重力捏按合谷1~2分钟,每隔10秒放松1次;再用拇指指尖用重力切(掐)按鱼际,每隔10秒放松1次,反复切按1~2分钟;然后用拇指指腹用重力捏按孔最、曲池,每隔20秒放松1次,反复捏按2~3分钟;用食指指腹轻按天突,每隔10秒放松1次,反复扪按1~2分钟。每日1次。

慢性先用中指指腹轻轻揉按天突1~2分钟,以局部有轻微胀热感为止;再用拇指指尖用中等力量切(掐)按鱼际、照海,每隔10秒放松1次,反复各1~2分钟;然后用拇指指腹用重力捏按三阴交,每隔10秒放松1次,反复捏按1~2分钟。每日1次。

**按语** 注意劳逸结合,防止受冷,急性期应卧床休息。避免烟、酒、辛辣、过冷、过烫等刺激性食物。

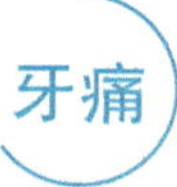

## 牙痛

牙痛是指牙齿因各种原因引起的疼痛而言,为口腔疾患中常见的症状之一。主要表现为牙齿疼痛、咀嚼困难、遇冷热酸甜疼痛加重。无论是牙龈、牙周和牙质的疾病都可以引起牙痛。多由牙齿本身、牙周组织及牙周脓肿、冠周炎、急性化脓性上颌窦炎等引起。此外,神经系统疾病,如三叉神经痛常以牙痛为主要症状。

本病属中医学“齿痛”“牙痛”范畴，多因风热邪毒留滞脉络，或肾火循经上扰，或肾阴不足，虚火上扰而致。

**治则** 清热解毒，滋阴降火。

**取穴** 合谷、内庭。

**操作** 用指尖掐压法，一般取健侧穴，依次掐压，每穴 1 分钟。上牙痛配按揉下关，下牙痛配按揉颊车，虚火牙痛配按揉太溪。若止痛效果不明显，再重复做 1 ~ 2 次。

**按语** 推拿治疗主要起暂时止痛作用，根治仍需进行口腔科治疗。注意口腔卫生，养成“早晚刷牙，饭后漱口”的良好习惯。睡前不宜吃糖、饼干等淀粉之类的食物。忌酒及热性动火食品，勿吃过硬食物，少吃过酸、过冷、过热食物。

## 口腔溃疡

口腔溃疡是一种以周期性反复发作为特点的口腔黏膜局限性溃疡损伤，可发生在口腔黏膜的任何部位。以口腔的唇、颊、软腭或齿龈等处黏膜，发生单个或者多个大小不等的圆形或椭圆形溃疡，表面覆盖灰白或蓝色假膜溃疡，边界清楚，周围黏膜红而微肿，局部灼痛，流口水，常伴口臭、口干、尿黄、大便干结等症状为主要特征，重的口疮可扩展到整个口腔，甚至引起发烧和全身不适。发病常常和病毒感染、细菌感染、消化系统疾病及功能紊乱、内分泌变化、精神神经因素、遗传因素及免疫功能的变化等密切相关。

本病属中医学“口疮”“口疳”范畴，中医认为多因脾胃积热，胃火熏蒸于口，或肾水不足，虚火上炎所致。一般分虚证和实证两类。兼有发热、口渴、口臭者为急性实证；而慢性虚证则此起彼伏，缠绵不愈，口不渴饮，不发热。

**治则** 实证：和胃降火；虚证：滋阴降火。

**取穴** 实证：劳宫、合谷、足三里、内庭；虚证：劳宫、肾俞、太溪。

**操作**

实证患者取坐位，医者坐其对面，一手掌托住患者手背，另一手拇指揉压劳宫1～2分钟，再揉压合谷半分钟；然后按压足三里、内庭各半分钟。每日1次。

虚证患者取坐位，医者坐其对面，一手掌托住患者手背，另一手拇指揉压劳宫1～2分钟；患者俯卧位，医者立于左侧，用双手大鱼际及掌根旋转揉压肾俞1分钟；再用拇指分别按揉两侧太溪各半分钟。每日1次。

**按语** 平时要节制饮食，少食辛辣厚味及醇酒肥甘之品。调情志、心情舒畅，保证充足睡眠，锻炼身体，增强体质。

## 第六节　皮肤科病症

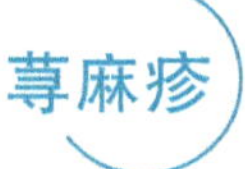

### 荨麻疹

荨麻疹是指由食物(如鱼、虾)、药物等刺激所引起的一种较为常见的皮肤黏膜过敏性疾病,由于皮肤黏膜小血管扩张,血浆渗出形成局部水肿。临床主要表现为:骤然皮肤出现成块成片的风团,瘙痒异常,搔之疹块凸起,以肱骨内侧较多。如发于咽喉,可见呼吸困难,发于胃肠兼有恶心、呕吐、腹痛、腹泻等症状。慢性可反复发作,日久不愈。根据临床诊断要点分为寻常荨麻疹、人工荨麻疹(皮肤划痕症)、寒冷性荨麻疹、日光性荨麻疹等。

本病属中医学"风疹""瘾疹"范畴,认为多因内有蕴热,伏湿蕴结或血虚复感风寒,湿热外邪侵袭,客于肌肤所致。

**治则**　活血祛风。

**取穴**　大椎、曲池、血海。

**操作**　用指压、叩击法。每穴先按压 1 分钟,再叩击(指叩)

10～15下,如此反复做3～5遍。每日1次。

**按语** 在生活中寻找引起荨麻疹的不同发病时间的相同因素,远离过敏源。避免饮酒、喝浓茶及食用海鲜、辣椒等升发之品。生活规律,避免过度劳累和过度紧张。

## 湿疹

湿疹是一种临床常见多发的过敏性炎症性皮肤病。一年四季均可发生,患者自觉瘙痒剧烈,病情易反复,可多年不愈。是多种内、外因素相互作用所引起的迟发型变态反应,发病与机体的过敏体质、神经精神因素、变态反应过敏等有关。临床上一般分为急性湿疹(包括急性、亚急性和慢性湿疹急性发作)和慢性湿疹两大类,且二者又多相互转化。

急性湿疹主要表现为:周身或胸背、腰腹四肢、阴囊、肛门处出现红色疙瘩,或皮肤潮红而有集簇或散发性粟米大小之红色丘疹,或丘疹水泡,瘙痒,或皮损溃烂,渗出液较多,常伴有便干溺赤、口渴、心烦等症。

慢性湿疹多由急性和亚急性湿疹转化而来。患部皮肤肥厚,皮疹表现为暗红色,表面粗糙有脱屑、结痂,出现苔藓化和皲裂,有色素沉着、抓痕、点状渗出、血痂及鳞屑等。皮损多比较局限,瘙痒较剧或呈阵发性,遇热或入睡时瘙痒尤为严重。病程迁延不愈,可迁延数月或数年。

本病属中医学“浸淫疮”“血风疮”“粟疮”“旋耳疮”“肾囊风”“四弯风”“乳头风”范畴，中医认为急性湿疹多因饮食伤脾，外受湿热之邪；或脾虚失运，素体蕴湿，郁久化热，湿热壅遏，而成湿热相搏，或夹风邪、厉风、湿热客于肌肤所致；慢性湿疹多由急性湿疹失治迁延转化而成，或因血虚、风骤、脾湿所致。

**治则** 养阴，清热，化湿，解毒。

**取穴** 曲池、合谷、风市、血海、足三里、三阴交。

**操作** 用指压、揉压法。急性以压为主，或压中兼揉；慢性以揉为主，或揉中兼压，每穴按压5分钟。每日1次。

**按语** 在治疗期间，病灶不宜用热水烫洗和用肥皂洗刷，亦不宜饮酒、进食辛辣等刺激之品，忌烟。

## 神经性皮炎

神经性皮炎是以阵发性皮肤瘙痒和皮肤苔藓化为主症的慢性皮肤炎症，多见于成年人。可能与神经功能紊乱、精神紧张、个体素质有关，常因劳累过度、衣领摩擦、饮酒及进食辛辣等刺激性食物，以及难以承受的瘙痒而致的搔抓诱发或致病情加重。临床主要表现为：局部阵发性皮肤瘙痒，皮肤增厚，皮沟加深，呈多角性丘疹，或苔藓样变。本病好发于头、眼睑、颈、背、肩、前臂外侧、腰和阴部。常为对称性分布。遇情绪波动时瘙痒加重，迁延难愈。

本病古称“癞皮疯”，属中医学“牛皮癣”范畴，中医认为多因湿热毒蕴于肌肤，阻滞经络，日久生风化燥，肌肤失养所致。

**治则** 清热利湿，活血散结。

**取穴** 曲池、血海、风市、膈俞、三阴交。

**操作** 先将拇指指腹置于曲池上，其余四指置于该穴内侧面（即少海穴及附近处），拇指重力扪按，每隔20秒放松数秒，反复3～5分钟；然后揉按血海，用力中等，每隔20秒，放松数秒，反复揉按3～5分钟；再用拇指指腹扪按风市3～5分钟，用力较重，每隔20秒放松数秒；然后五指摄合成梅花指状，用中等力量，叩击膈俞，每分钟120次，持续叩击2～3分钟；最后将拇指指腹以重力扪按三阴交2～3分钟，每隔20秒放松数秒。每日1次。

**按语** 避免使用搔抓、摩擦及热水烫洗等方法来止痒。避免饮酒、喝浓茶及食用辛辣食品。生活规律，避免过度劳累和过度紧张。

## 带状疱疹

带状疱疹是由病毒引起的急性炎症性皮肤病，由于水痘带状疱疹病毒，长期潜伏于机体内，在机体抵抗力低下时，诱发本病。多在春季发病。临床主要表现为：初起患部有束带状痛，局部皮肤潮红，伴有轻度发热、乏力、食欲不振等全身症状。皮疹呈簇集状水疱，如绿豆或黄豆样大小，中间夹以血疱或脓疱，排列如带状，皮损多沿某一周围神经分布，排列成带状，发生于身体的一侧，不超过身体中线。多发于肋间、胸背、面部和腰部。

本病属中医学“缠腰火丹”“蛇串疮”“蛇丹”范畴，多根据发病部位而命名，发于腰部的，称“缠腰火丹”或“蛇串疮”；发于头面或其他部位的，称“蛇丹”或“火丹”，中医认为多因肝胆风热，或湿热内蕴，客于肌肤所致。

**治则** 健脾化湿，清泻肝胆。

**取穴** 曲池、外关、合谷、足三里、血海、三阴交、阳陵泉。

**操作** 先将拇指指腹置于曲池上，其余四指置于该穴内侧面（即少海穴及附近处），拇指重力扪按，每隔 20 秒放松数秒，反复 3～5 分钟；切按外关、合谷，每穴 2～3 分钟；按揉足三里、血海、三阴交、阳陵泉，每穴 2～3 分钟。每日 1 次。

**按语** 要注意休息，提高机体的抗病能力。及早采取有效的治疗方法可缩短病情，避免或减轻后遗神经痛等并发症。饮食要清淡，避免鱼腥酒辣、鸡肉等温热食品。要保持皮肤创面干净。

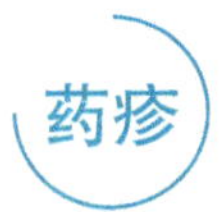

## 药疹

药疹亦名药物性皮炎，是药物通过注射、内服、吸入等途径进入人体内而引起的皮肤、黏膜反应。主要分为以下五种类型：

荨麻疹及血管性水肿型其皮疹特点为大小不等的风团，较一般荨麻疹色泽红，持续时间较长，自觉瘙痒，可伴有刺痛、触痛等。

猩红热样或麻疹样发疹型呈弥漫性鲜红色斑或米粒至豆大红色斑丘疹，密集分布。

剥脱性皮炎或红皮病型表现为全身皮肤鲜红肿胀、伴渗液、结痂，继而大片叶状鳞屑剥脱，有臭味、黏膜亦有充血、水肿、糜烂等。

大疱性表皮松解萎缩坏死型是药疹中最严重的一型，其特点是发病急，皮疹初起于面、颈、胸部，可见深红色、暗红色及略带铁灰色斑很快融合成片，可发展至全身。红斑基础上出现大小不等的松弛性水疱及表皮松解，呈烫伤样表现。

固定性药疹本型是药疹中最常见的一种疹型，其形态特殊，易于识别。皮疹特点是局限性圆形红斑，鲜红色或紫红色，水肿性，炎症剧烈者中央可形成水疱。

本病属中医学“中药毒”“风毒肿”范畴，中医认为药疹主要由于脾湿不运、蕴湿化热、外感毒邪、湿热毒邪搏于皮肤所致。

**治则** 清热，凉血，利湿，解毒。

**取穴** 曲池、尺泽、曲泽、内关、合谷、足三里、血海、三阴交。

**操作** 用指压、叩击法。每穴先按压 1 分钟，再叩击（指叩）10～15下，如此反复做 3～5 遍。每日 1～2 次。

**按语** 牢记自己的过敏史，每次因病就医时，应对医生声明，自己对何种药物过敏。严格掌握用药适应证，以防滥用药物，同时，注意避免药物交叉过敏反应。

## 白癜风

白癜风是一种后天性的局限性皮肤色素脱失病，表现为大小不等的局限性脱色斑，边缘清楚，周边与正常皮肤交界处的皮色较深，数目单发或多发，可以相互融合汇成大片，患处毛发可以变白，无任何自感症状，日晒后损害局部有灼痒感。各个年龄均可发病，但是青年多见，经过缓慢，可以长期无变化，也可以呈间断性发展。全身各部位均可发生，可散在，可局限于一处，亦可以单侧发生，有时还呈阶段性或带状分布。

本病属中医学“白癜”“白驳风”范畴，中医认为湿热蕴结，精血亏虚，内风驳接于皮肤。

**治则** 清热解毒，补益精血。

**取穴** 脊柱、足三里、三阴交、孔最。

**操作** 捏脊，用拇指桡侧缘顶住皮肤，食、中二指前按，三指同时用力提拿肌肤，双手交替捻动，自下而上，向前推行，每捏3次，向上提拿1次，共操作5遍；按揉足三里、三阴交、孔最，每穴2～3分钟。每日1次。

**按语** 病程短者，多可在短时间内缓解症状，病灶呈局限性和散发性，或在暴露部位效果较好。患者要保持心情舒畅，忌辛辣、烟酒、刺激性食物。

## 第七节　美容保健

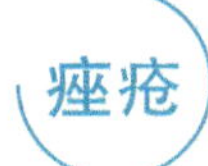

### 痤疮

痤疮是一种毛囊、皮脂腺的慢性炎症，好发于额面、胸背部，可形成黑头粉刺、丘疹、脓疮、结节、囊胀等损害。多发于青年期男女，青春期过后，大多自然痊愈或减轻。一般认为内分泌、皮脂、毛囊内微生物异常是本病的主要致病因素。本病初期多为黑头粉刺，加以挤压，可见有头部呈黑色而体部呈黄白色半透明的脂栓排出。皮疹顶端可出现小脓疮，破溃或吸收后遗留暂时性色素沉着或小凹状疤痕，少数严重的患者可出现局部化脓，形成脓肿。

本病属中医学“粉刺”“肺风”范畴，中医认为由肺经风热，肠胃湿热，脾失健运所导致。

**治则**　疏风清热祛湿。

**取穴**　大椎、合谷、曲池、足三里、三阴交、丰隆。

**操作**　先用拇指指腹置于大椎上，用中等力量扪按2～3分钟，每隔 20 秒放松数秒，然后用拇指指腹置于合谷，食指、中指置于该穴内侧面，三指用较重力量捏按，每隔 20 秒放松数秒，反复捏按 2 ~ 3 分钟；再用拇指指腹置于曲池，其余四指置于该穴内侧面（即少海穴及附近处），拇指用较重力量扪按，每隔 20 秒放松数秒，反复扪按3 ~ 5分钟；再用拇指指腹置于足三里，其余四指置于该穴内侧面，拇指用较重力量扪按，每隔 20 秒放松数秒，反复扪按 2 ~ 3 分钟；又置于三阴交，其余四指置于该穴外侧面（即悬钟穴及其上下处），拇指用较重力量扪按，每隔 20 秒放松数秒，反复扪按 2 ~ 3 分钟；然后用拇指指腹揉按丰隆，用力中等，每隔 20 秒放松数秒，反复揉按 3 ~ 5 分钟，以上手法均以局部有酸胀感为宜。每日 1 次。

**按语** 推拿治疗本病疗效较好。本病以脂溢性为多，治疗期间禁用化妆品及外擦膏剂。早晚用不含油质的洁面用品洁面，洁面后用软毛巾试干，不宜用毛巾在脸上用力擦洗，以减少油脂附着面部，堵塞毛孔。不食或少食辛辣、油腻及糖类食品，多食新鲜蔬菜及水果，保持大便通畅。重者可配合其他方法治疗。严禁用手挤压皮疹，以免引起继发感染，遗留疤痕。

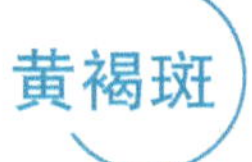

## 黄褐斑

黄褐斑是一种色素代谢异常的疾病。多见于女性青年，儿童和男性亦有之，尤以妊娠期女性（妊娠斑）为多。表现为颜面凸起部位出现形状、大小不一的黄色褐斑，颜色深浅不一，多呈对称性，无自觉症状。

中医学认为多因邪毒壅滞肌肤，经脉失养，或饮食不洁，虫积内生，以致虫毒气滞、郁于额面肌肤所致。

**治则** 行气活血，疏通经络。

**取穴** 印堂、神庭、攒竹、阳白、丝竹空、太阳、瞳子髎、承浆、迎香、地仓、百会、风池。

**操作** 先用拇指或小指螺纹面按揉印堂 10～20 次，并向上直推至神庭 30～50 次，用力不要过大；双手中指或拇指螺纹面在前额正中线向两侧分抹，经攒竹、阳白、丝竹空揉动至太阳 10～20 次，力量要适宜，揉动时要轻轻带动皮肤；用双手中指螺纹面先自瞳子髎向侧头方向推抹 5～10 次，然后按揉太阳 10～20 次，推抹外眼角的力量不宜过大；用双手小指螺纹面从丝竹空抹至眉头攒竹，再从攒竹抹至丝竹空，然后从瞳子髎沿下眼眶，经四白，抹至睛明，再从睛明揉至瞳子髎 10～20 次，揉、抹的力量要小，速度要稍慢些；双手食指、中指和环指螺纹面从承浆揉摩至耳前，再从迎香揉摩至太阳，两条线各 3～5 次，揉摩面颊的手法要轻柔和缓，力量适中，再用两手掌面大鱼际处从前额正中线缓缓向两侧分抹 3～5 次，分抹的力量不要太大；然后用双手中指指腹从睛明沿鼻抚摩至地仓，来回 3～5 遍，手法宜轻，仅在皮肤上摩按，往回抹时只要轻轻带回即可；用双手食、中指指腹从上唇中间的人中向两侧分推按揉至地仓，在下唇中间的承浆向地仓处分推，上下各 1～5 次，速度要慢，使口周皮肤有牵拉感为好；用双手的食指、中指、环指、小指指腹在面颊部依次做滑抹的手法 20～30 次，速度要均匀，连续不断；再用双手中指或拇指指腹沿 3 条线做按压手法（即下唇至耳下，口角至外耳中部，迎香至太阳），各做 2～3 遍，按压的力量要均匀，速度要慢；然后用双手拇指和食指指腹在面颊部捏住皮肤轻轻上提 20～30 次，捏住的面积要大，上提的力量要轻，有微痛感即可；然后用双手食指、中指、环指、小指指腹叩击面颊部 20～30 次，叩击要连续不断，力量适宜；双手搓掌至热，然后用掌心在面颊部做抚摩振动的手法 1～2 分钟；最后按揉百会 30～50 次，接着由前向后用五指拿头顶，至后头部改为三指拿，顺势从上向下拿捏项肌 3～5 遍，拿捏风池 20 次，以局部有微酸胀感为佳。每日 1 次。

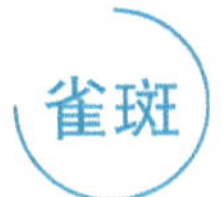

## 雀斑

雀斑好发于眉毛之上、上唇、鼻上、眼下等容易晒到之处，以中年女性为多，男性亦有之。因雀斑、黑点状如麻雀屎，故名。多因化妆品刺激所致，也有人认为是妊娠、肝脏病、卵巢或子宫异常、内分泌失调所引起。

**取穴**　阿是穴、肺俞、肾俞。

**操作**　逐个以食指端点揉斑点中心、逐渐加力，各 1 分钟；指压肺俞、肾俞，指压时一面吐气，一面强压 6 秒，如此重复各做 20 次；每日可做多次。

**按语** 推拿作用于局部,可疏通经络,促进血流量增加,气血畅通,斑点自可吸收消退,如此不间断治疗,则肌肤定然变得光滑美丽。

## 斑秃

斑秃,俗称为"鬼剃头",是一种骤然发生的局限性斑片状的脱发性毛发病。其特点为病变处头皮正常,无炎症及自觉症状,常于无意中发现,头部有圆形或椭圆形脱发斑,秃发区边缘的头发较松,很易拔出,斑秃的病程经过缓慢,可持续数月至数年。本病可自行缓解又常会有反复发作。斑秃中约有5% ~10%的病例在数日内或数月内头发全部脱光而成为全秃,少数严重患者可累及眉毛、胡须、腋毛、阴毛等,全部脱光称普秃。目前神经精神因素被认为是一个重要因素,不少病例发病前有神经精神创伤如长期焦急、忧虑、悲伤、精神紧张和情绪不安等现象,还可能与遗传因素、自身免疫有关。

中医学认为,肝藏血、肾藏精,肝肾不足,精血亏虚为脱发病主要病因,同时与血热生风、肝郁血瘀、脾虚血弱等相关。

**治则** 补益肝肾,疏肝解郁,健脾养血。

**取穴** 脱发区及周围、颈椎及其两侧、风池、神门、肺俞、足三里、肝俞。

**操作** 先以双手拇指按压双侧风池、肺俞、肝俞和神门、足三里，每穴 3～5 分钟；再自上而下推压颈椎及其两侧 10～15 遍，或用手掌叩击；然后以手指（二指或四指并拢）叩击脱发区及周围数遍，指力由轻到重。施术完毕后，再涂擦生发用品。每日 1 次。

**按语** 保持良好的情绪，对本病不需紧张和害怕，经过一段时间后病情会好转。减轻工作和生活的压力，注意休息，保持良好的睡眠及规律的饮食。平时可用姜汁擦涂脱发部位。

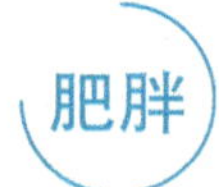

## 肥胖

肥胖是指人体摄入的热量和脂肪过高，脂肪积聚过多，体重超过标准体重的 20% 以上。{标准体重（kg）=［身高（cm）－100（男性）/105（女性）］×2}从而影响人的形体美、造成行动不便、腰背酸痛、胆固醇升高，可诱发糖尿病、高血压、动脉粥样硬化、冠心病和各种感染性疾病。肥胖也可继发于神经、内分泌和代谢性疾病，或与遗传、药物有关。

中医学认为因嗜食肥甘厚味，胃肠积热；或饮食不节，喜夜食或精神过度紧张，干扰较大；或肝郁脾虚；或气（阳）虚或用药不当等因所致。故古谓肥人多湿、多痰、多气虚。

**治则** 健脾祛湿。

**取穴** 1 组：中脘至中极、肓俞至大赫、天枢至归来 5 条腹直线；2 组：脊中至腰俞、脾俞至白环俞、胃仓至秩边 5 条腰骶直线；3 组：

曲泽至内关、足三里、丰隆、三阴交。

**操作** 第1组穴自上到下，以双拇指指腹推压，结合叩、振、揉、点等综合手法进行操作，约5～10分钟；第2组穴用先推后叩，交叉进行，并结合振、揉、擦等手法，约10分钟；第3组穴上肢用推压、揉按等手法进行操作，最后在下肢双侧足三里、丰隆、三阴交，先强压，再揉压，然后点振，反复进行，约10分钟。每次操作约30分钟左右。指力由轻到重，用力均匀，灵活施术。每日1次。

**按语** 患者要树立信心，合理饮食，加强锻炼，长期坚持，提高自控能力。

## 健胸丰乳

丰满而富有弹性的胸部是女性美的基础。乳房，是女子身体曲线中引人注目的部位，是青春女子成熟与否的标志。对乳房进行按摩，不仅可以促进乳房发育充分，塑造优美的身体曲线，而且能增加乳房抗病能力，预防乳房疾病的发生。

**取穴** 大椎、至阳、命门、腰阳关、心俞、督俞、肝俞、脾俞、膻中、足三里、三阴交、乳中。

**操作** 先按揉大椎、至阳、命门、腰阳关、心俞、督俞、肝俞、脾俞、膻中、足三里、三阴交，各30秒；再用手叠掌摩命门1～2分钟，自下向上掌推督脉8～10遍；手掌由下向上推搓乳房10～20次，力量适宜,手掌不宜超过乳头水平,再围绕乳头行掌揉 20 ~ 30 圈,手掌运行到乳房上方时不可向下用力过重;手置于乳头上,施慢速振法(30 ~ 60 次/每分钟),然后揪捏乳头 10 次,对于乳头凹陷者尤为重要,由乳头向周围指推 1 分钟。每日 1 次。

**按语** 坚持治疗,可使乳房更加挺美。

## 大脑疲劳

大脑疲劳是因脑负荷过重,超过正常承受能力所致,多在经过较长时间的紧张思考、学习和工作之后发生,出现头晕脑胀,反应迟钝,记忆能力下降,频繁出错等症状。

**取穴** 太阳、印堂、头维、百会、风池、命门、足三里。

**操作** 先用拇指指腹揉按太阳、印堂、头维、百会,各 1 ~ 2 分钟,用力较轻,以局部有轻微鼓感为止;再用拇指、食指指腹分别同时轻轻揉按双侧风池 1 ~ 2 分钟,以局部有轻微酸胀感为止;然后用拇指、食指来回轻轻循按项部 1 ~ 2 分钟,以局部有微热感即可;再用拇指指腹用中等力量扪按命门,每隔半分钟放松 1 次,反复 2 ~ 3 分钟,以局部有酸胀感为止;然后用中指指腹用重力点冲按压足三里穴 1 ~ 2 分钟,每分钟 200 次,以局部有明显酸胀感为佳。每日 1 次。

**按语** 若能在大脑疲劳形成之前进行预防治疗,效果更佳。切忌用抽烟、喝浓茶、喝咖啡、饮烈酒等方法来强行提神。

# 附录　常用腧穴的定位和主治

## 一、头面部

### 百会 bǎihuì

**定位**　在头部，当前发际正中直上5寸，或两耳尖连线的中点处。

**主治**

◎中医病症

- 头痛，眩晕，中风不语，癫狂痫。
- 不寐，耳鸣，耳聋，健忘。
- 脱肛，阴挺，泄泻。

◎西医疾病

- 头痛，脑血管意外及后遗症，癫痫，癔症，精神病，休克，失眠，神经衰弱。
- 痢疾，肠炎，脱肛。
- 高血压，子宫脱垂，耳鸣，耳聋，咽炎。

## 鼻通 bítōng

**定位** 鼻孔两侧，鼻唇沟上。

**主治**

◎中医病症

- 单纯性鼻炎，过敏性鼻炎，肥大性鼻炎，萎缩性鼻炎，鼻旁窦炎。
- 鼻衄，鼻息肉。
- 嗅觉功能障碍。

◎西医疾病

- 慢性结膜炎，迎风流泪，泪囊炎。
- 感冒，头痛，鼻塞。
- 口眼歪斜，头面疔疮。

## 承浆 chéngjiāng

**定位** 在面部，当颏唇沟的正中凹陷处。

**主治**

◎中医病症

- 口㖞，唇紧，齿龈肿痛，流涎，暴喑，口舌生疮，面痛。
- 消渴，癫病。

◎西医疾病

- 面神经麻痹，失语，脑血管病后遗症，癫痫。
- 牙龈炎，口腔溃疡，糖尿病，小儿遗尿。

## 承泣 chéngqì

**定位** 在面部，瞳孔直下，当眼球与眶下缘之间。

**主治**

◎中医病症

- 目赤肿痛，流泪，夜盲，近视，眼睑动。
- 口祸，面肌痉挛。

◎西医疾病

- 急、慢性结膜炎，近视，远视，散光，青光眼，色盲，夜盲症，睑缘炎，角膜炎，视神经炎，视神经萎缩，白内障，视网膜色素变性，眶下神经痛。
- 面肌痉挛，面神经麻痹。

## 囟会 xìnhuì

**定位** 在头部，当前发际正中直上2寸（百会前3寸）。

**主治**

◎中医病症

- 头痛，眩晕，鼻渊，鼻衄，不寐，小儿惊风。
- 癫病。

◎西医疾病

- 神经性头痛，神经官能症，失眠。
- 鼻炎，鼻出血，嗅觉障碍。

- 感冒，高血压。

## 地仓 dìcāng

**定位** 在面部，口角外侧，上直瞳孔。

**主治**

◎中医病症

- 口喎，流涎。
- 眼睑动。

◎西医疾病

- 面神经麻痹，面肌痉挛，三叉神经痛。
- 口角炎，小儿流涎。

## 耳尖 ěrjiān

**定位** 在耳郭的上方，当折耳向前，耳郭上方的尖端处。

**主治**

◎中医病症

头痛，目赤肿痛，目翳，咽喉肿痛。

◎西医疾病

- 急性结膜炎，睑腺炎，沙眼。
- 头痛，咽喉炎，高热。

## 耳门 ěrmén

**定位** 在面部，当耳屏上切迹的前方，下颌骨髁突后缘，张口有凹陷处。

**主治**

◎中医病症

- 耳鸣,耳聋,聤耳。
- 齿痛。

◎西医疾病

聋哑,耳鸣,中耳炎,颞颌关节炎,牙痛。

### 颊车 jiáchē

**定位** 在面颊部,下颌角前上方约1横指,当咀嚼时咬肌隆起,按之凹陷处。

**主治**

◎中医病症

- 口㖞,颊肿。
- 齿痛,口噤不语。

◎西医疾病

- 牙髓炎,冠周炎,腮腺炎,下颌关节炎。
- 面神经麻痹,三叉神经痛,咬肌痉挛。
- 脑血管病后遗症,甲状腺肿。

### 角孙 jiǎosūn

**定位** 在头部,折耳郭向前,当耳尖直上入发际处。

**主治**

◎中医病症

• 目翳，齿痛，痄腮，耳聋，耳鸣。

• 偏头痛，项强。

◎西医疾病

• 腮腺炎，牙痛，牙龈炎，角膜白斑，视神经炎，视网膜出血，中耳炎，口腔炎，耳聋，耳鸣。

• 甲状腺肿。

### 睛明 jīngmíng

**定位** 在面部，目内眦内上方眶内凹陷处。

**主治**

◎中医病症

• 目视不明，目赤肿痛，夜盲，目翳。

• 急性腰痛。

◎西医疾病

• 近视，视神经炎，视神经萎缩，青光眼，色盲，视网膜炎，视网膜色素变性，结膜炎，角膜白斑。

• 急性腰扭伤，坐骨神经痛。

### 颅息 lúxī

**定位** 在头部，当角孙至翳风之间，沿耳轮连线的上、中 1/3

的交点处。

**主治**

◎中医病症

- 小儿惊风，头痛。
- 耳鸣，耳聋。

◎西医疾病

- 头痛，癫痫，小儿惊厥。
- 耳鸣，耳聋，牙痛，中耳炎，视网膜出血。

### 率谷 shuàigǔ

**定位** 在头部，当耳尖直上入发际 1.5 寸，角孙直上方。

**主治**

◎中医病症

- 偏正头痛，眩晕，耳鸣，耳聋。
- 小儿急、慢惊风。

◎西医疾病

- 偏头痛，三叉神经痛，面神经麻痹，眩晕。
- 胃炎，小儿高热惊厥。

### 目窗 mùchuāng

**定位** 在头部，当前发际上 1.5 寸，头正中线旁开 2.25 寸。

**主治**

◎中医病症

• 目赤肿痛，青盲，视物模糊，鼻塞。

• 头痛，眩晕，小儿惊痫。

◎西医疾病

• 神经性头痛，眩晕。

• 结膜炎，视力减退，牙痛。

• 感冒。

### 颧髎 quánliáo

**定位** 目外眦直下，颧骨下缘凹陷处。

**主治**

口眼歪斜、眼睑瞤动、齿痛、三叉神经痛等局部病证。

### 人中 rénzhōng

**定位** 在上嘴唇沟的上三分之一与下三分之二交界处。

**主治**

昏迷，晕厥，暑病，癫狂，痫证，急慢惊风，鼻塞，鼻出血，风水面肿，牙痛，牙关紧闭，黄疸，消渴，霍乱，温疫，脊膂强痛，挫闪腰疼。

### 上关 shàngguān

**定位** 在耳前，下关直上，当颧弓的上缘凹陷处。

**主治**

◎中医病症

- 耳鸣，耳聋，聤耳。
- 偏头痛，口㖞，口噤，齿痛，面痛，癫狂痫。

◎西医疾病

- 耳鸣，耳聋，中耳炎，牙痛，下颌关节炎，颞下颌关节功能紊乱。
- 面神经麻痹，偏头痛，眩晕。

## 上星 shàngxīng

**定位**　在头部，当前发际正中直上1寸。

**主治**

◎中医病症

- 鼻渊，鼻衄，头痛，眩晕，癫狂痫。
- 目赤肿痛，迎风流泪，面赤肿。
- 小儿惊风，疟疾，热病。

◎西医疾病

- 结膜炎，角膜炎，鼻出血，鼻炎。
- 头痛，眩晕，三叉神经痛。

## 神庭 shéntíng

**定位**　在头部，当前发际正中直上0.5寸。

**主治**

◎中医病症

- 头痛，眩晕，不寐，癫病。
- 目赤肿痛，流泪，鼻渊。

◎西医疾病

- 癫痫，精神病，神经官能症，癔症，脑血管意外及后遗症。
- 神经性呕吐，心动过速，感冒，鼻炎，结膜炎。

### 丝竹空 sīzhúkōng

**定位** 在面部，当眉梢凹陷处。

**主治**

◎中医病症

- 目赤肿痛，眼睑动，目眩。
- 头痛，癫狂痫，小儿惊风。

◎西医疾病

- 眩晕，面神经麻痹。
- 结膜炎，视神经萎缩，电光性眼炎，角膜白斑。

### 四白 sìbái

**定位** 在面部，目正视，瞳孔直下，当眶下孔凹陷处。

**主治**

◎中医病症

- 目赤肿痛，目翳，眼睑动，近视。

- 面痛，口㖞，胆道蛔虫病。
- 头痛、眩晕。

◎西医疾病

- 三叉神经痛，面神经麻痹，面肌痉挛。
- 角膜炎，近视，青光眼，夜盲，结膜瘙痒，角膜白斑，鼻窦炎。
- 胆道蛔虫病。

### 四神聪 sìshéncōng

**定位** 在头顶部，当百会前后左右各1寸，共四穴。

**主治**

◎中医病症

头痛，眩晕，不寐，健忘，癫病。

◎西医疾病

- 神经衰弱，精神病，失眠，癫痫。
- 脑血管病后遗症，大脑发育不全，脑积水。

### 太阳 tàiyáng

**定位** 在颞部，当眉梢与目外眦之间，向后约一横指的凹陷处。

**主治**

◎中医病症

- 头痛，眩晕，目疾，齿痛，面痛。

◎西医疾病

- 睑腺炎，急性结膜炎，急性角膜炎，视网膜出血。
- 头痛，眩晕，面神经麻痹，三叉神经痛。
- 脑炎。

## 听宫 tīnggōng

**定位** 在面部，耳屏前，下颌骨髁状突的后方，张口时呈凹陷处。

**主治**

◎中医病症

- 耳鸣，耳聋，聤耳，齿痛。
- 癫狂痫。

◎西医疾病

- 聋哑，耳鸣，耳聋，中耳炎，外耳道炎，失音，牙痛。
- 三叉神经痛，精神病，癫痫。
- 颞颌关节炎等。

## 听会 tīnghuì

**定位** 在面部，当耳屏间切迹的前方，下颌骨髁突的后缘，张口有凹陷处。

**主治**

◎中医病症

- 耳鸣，耳聋，聤耳。

- 齿痛，口㖞，面痛。

◎西医疾病

- 突发性耳聋，中耳炎，外耳道疖，颞关节功能紊乱，腮腺炎，牙病，咀嚼肌痉挛。
- 面神经麻痹，脑血管病后遗症。

## 瞳子髎 tóngzǐliáo

**定位**　位于面部，目外眦外侧0.5寸凹陷中。

**主治**

◎中医病症

目赤、目痛、目翳等目疾。

◎西医疾病

头痛，口眼歪斜。

## 头临泣 tóulínqì

**定位**　在头部，当瞳孔直上入前发际0.5寸，神庭与头维连线的中点处。

**主治**

◎中医病症

- 头痛，目眩，流泪，鼻塞，鼻渊。
- 小儿惊风，癫病。

◎西医疾病

- 头痛，小儿高热惊厥。
- 角膜白斑，急、慢性结膜炎，屈光不正。
- 急性脑血管病。

### 头维 tóuwéi

**定位**　在头侧部，当额角发际上0.5寸，头正中线旁4.5寸。

**主治**

◎中医病症

- 头痛，眩晕。
- 目痛，迎风流泪，眼睑动。

◎西医疾病

- 偏头痛，前额神经痛，精神分裂症，面神经麻痹。
- 脑出血，高血压病。
- 结膜炎，视力减退。

### 下关 xiàguān

**定位**　在面部耳前方，当颧弓与下颌切迹所形成的凹陷中。

**主治**

◎中医病症

- 耳聋，耳鸣，聤耳。

- 齿痛，口㖞，面痛。

◎西医疾病

- 牙痛，颞颌关节功能紊乱，下颌关节脱位，下颌关节炎，咬肌痉挛，耳聋，耳鸣。
- 面神经麻痹，三叉神经痛。
- 眩晕，足跟痛。

### 阳白 yángbái

**定位** 在前额部，当瞳孔直上，眉上1寸。

**主治**

◎中医病症

- 头痛，眩晕。
- 视物模糊，目痛，眼睑下垂，面瘫。

◎西医疾病

- 眼科疾病。
- 面神经麻痹或面肌痉挛，眶上神经痛等。

### 翳风 yìfēng

**定位** 在耳垂后方，当乳突与下颌角之间的凹陷处。

**主治**

◎中医病症

- 耳鸣，耳聋，聤耳。

- 口㖞，牙关紧闭，头痛，齿痛，呃逆，瘰疬，颊肿。

◎西医疾病

- 聋哑，腮腺炎，眼疾，牙痛，下颌关节炎。
- 面神经麻痹，头痛，膈肌痉挛，笑肌麻痹。

## 印堂 yìntáng

**定位** 在额部，当两眉头的中点处。

**主治**

◎中医病症

- 头痛，眩晕，不寐，小儿惊风。
- 鼻塞，鼻渊，鼻衄，眉棱骨痛，目痛。

◎西医疾病

- 头痛，失眠，面神经麻痹，三叉神经痛，子痫。
- 结膜炎，睑缘炎，鼻炎，额窦炎，鼻出血。
- 高血压。

## 迎香 yíngxiāng

**定位** 在鼻翼外缘中点旁，当鼻唇沟中。

**主治**

◎中医病症

- 鼻塞，鼽衄，口㖞，面痒。
- 胆道蛔虫病。

◎西医疾病

- 鼻炎,鼻窦炎,嗅觉减退,鼻出血,鼻息肉。
- 胆道蛔虫病,便秘。
- 面神经麻痹。

## 鱼腰 yúyāo

**定位** 在额部,瞳孔直上,眉毛中。

**主治**

◎中医病症

目赤肿痛,目翳,眼睑下垂,眼睑动,眉棱骨痛。

◎西医疾病

- 屈光不正,结膜炎,眼睑下垂。
- 眶上神经痛,眼肌麻痹。

## 攒竹 cuánzhú

**定位** 在面部,当眉头陷中,眶上切迹处。

**主治**

◎中医病症

- 头痛,眉棱骨痛。
- 目视不明,目赤肿痛,眼睑动,眼睑下垂,迎风流泪。
- 面瘫,面痛。
- 腰痛。

◎西医疾病

- 头痛，眶上神经痛，面神经麻痹，面肌痉挛。
- 近视眼，泪囊炎，视力减退，急性结膜炎。
- 腰背肌扭伤，膈肌痉挛。

## 二、颈项部

### 大椎 dàzhuī

**定位** 在背部，后正中线上，第7颈椎棘突下凹陷中。

**主治**

◎中医病症

- 热病，疟疾，骨蒸潮热，咳嗽，喘逆，中暑。
- 小儿惊风，癫狂痫证。
- 畏寒，风疹，头项强痛，落枕。

◎西医疾病

- 感冒，支气管炎，支气管哮喘，肺结核，肺气肿，扁桃体炎。
- 精神病，癫痫，小儿惊厥，癔症，脑血管病后遗症。
- 肝炎，呕吐，黄疸，小儿消化不良。
- 鼻出血，牙龈炎，老年初期白内障，颈椎病。

### 风池 fēngchí

**定位** 在项部，当枕骨之下，与风府相平，胸锁乳突肌与斜方肌上端之间的凹陷处。

**主治**

◎中医病症

• 头痛，眩晕，不寐，癫病，中风。

• 目赤肿痛，视物不明，鼻塞，鼻衄，鼻渊，耳聋，耳鸣，咽喉肿痛，落枕。

• 感冒，热病，颈项强痛。

◎西医疾病

• 高血压，脑动脉硬化，无脉症。

• 感冒，电光性眼炎，视网膜出血，视神经萎缩，鼻炎，耳聋，耳鸣，甲状腺肿大，吞咽困难。

• 癫痫，失眠。

• 肩周炎，脑血管病后遗症，足跟痛。

### 风府 fēngfǔ

**定位** 在项部，当后发际正中直上 1 寸，枕外隆凸直下，两侧斜方肌之间凹陷中。

**主治**

◎中医病症

• 头痛，眩晕，项强，中风不语，半身不遂，癫狂痫。

• 咽喉肿痛，目痛，鼻衄。

◎西医疾病

• 癫痫，精神病，癔症，脑血管意外及后遗症，神经性头痛。

• 急、慢性支气管炎，感冒，支气管哮喘，咽喉炎。

• 高血压，聋哑，颈椎病，项背肌损伤。

## 缺盆 quēpén

**定位**　在锁骨上窝中央，距前正中线4寸。

**主治**

◎中医病症

• 咳嗽，哮喘。

• 缺盆中痛，咽喉肿痛，瘰疬，颈肿。

◎西医疾病

• 扁桃体炎，气管炎，支气管哮喘，胸膜炎。

• 膈肌痉挛，颈淋巴结核，甲状腺肿大，肩部软组织病变。

## 天突 tiāntū

**定位**　在颈部，当前正中线上，胸骨上窝中央。

**主治**

◎中医病症

• 咳嗽，哮喘，胸痛。

• 咽喉肿痛，暴喑，瘿气，梅核气。

• 噎膈。

◎西医疾病

• 咽炎，扁桃体炎，喉炎，支气管炎，支气管哮喘，支气管扩张，肺炎。

- 食管炎，膈肌痉挛，神经性呕吐，急性胃肠炎。
- 甲状腺肿大，声带麻痹，失语症，癔症。

### 天柱 tiānzhù

**定位**　在项部，大筋（斜方肌）外缘之后发际凹陷中，约当后发际正中旁开1.3寸，横平第2颈椎棘突上际。

**主治**

◎中医病症

- 头痛，眩晕。
- 项强，肩背痛。
- 目赤肿痛，目视不明，鼻塞。

◎西医疾病

- 后头痛，癔症，神经衰弱，失眠。
- 咽喉炎，慢性鼻炎，鼻出血。
- 颈椎病，腰扭伤等。

### 哑门 yǎmén

**定位**　在项部，当后发际正中直上0.5寸，第1颈椎下。

**主治**

◎中医病症

- 舌强不语，暴喑，重舌。

• 癫狂痫。

• 头痛，项强，中风。

◎西医疾病

• 脑血管意外，癫痫，癔症，精神病，头痛，脑膜炎，脊髓炎，大脑发育不全。

• 聋哑，声音嘶哑，喉炎，舌肌麻痹，鼻出血。

• 颈部软组织损伤，颈椎综合征。

### 云门 yúnmén

**定位** 在胸前壁的外上方，肩胛骨喙突上方，锁骨下窝凹陷处，距前正中线6寸。

**主治**

◎中医病症

• 咳嗽，气喘。

• 胸痛，肩痛。

◎西医疾病

• 气管炎，胸痛，哮喘。

• 肩关节周围炎。

## 三、肩背部

### 肩井 jiānjǐng

**定位** 在肩上，前直乳中，当大椎与肩峰端连线的中点上。

**主治**

◎中医病症

- 落枕,头痛,眩晕,颈项强痛,肩背疼痛,上肢不遂,瘰疬。
- 乳痈,乳汁少、难产,胞衣不下。

◎西医疾病

- 高血压。
- 神经衰弱,副神经麻痹。
- 乳腺炎,功能性子宫出血。
- 颈项肌痉挛,脑血管病后遗症,小儿麻痹后遗症。

### 肩髃 jiānyú

**定位** 在肩部,三角肌上,臂外展,或向前平伸时,肩峰前下方凹陷处。

**主治**

肩关节及周围软组织疾患,肩臂疼痛,半身不遂,手臂挛急,臂神经痛,瘾疹,瘰疬,风热瘾疹,项强,齿痛,风热等。

### 肩贞 jiānzhēn

**定位** 在肩关节后下方,臂内收时,腋后纹头上 1 寸(指寸)。

**主治**

◎中医病症

- 肩背疼痛,手臂麻痛,瘰疬。
- 耳鸣。

◎西医疾病

- 耳聋，耳鸣，牙痛。
- 肩关节周围炎，脑血管病后遗症等。
- 颈淋巴结结核，头痛等。

### 臑俞 nàoshū

**定位** 在肩部，当腋后纹头直上，肩胛冈下缘凹陷中。

**主治**

◎中医病症

肩臂疼痛，肩臂痛，足跟痛，瘰疬。

◎西医疾病

- 肩周炎。
- 颈淋巴结结核。

### 陶道 táodào

**定位** 在背部，当后正中线上，第 1 胸椎棘突下凹陷中。

**主治**

◎中医病症

- 热病，骨蒸潮热，疟疾。
- 头痛，眩晕，脊强。
- 癫狂痫。

◎西医疾病

- 流行性感冒。

- 头痛，眩晕，神经衰弱，癫痫，精神分裂症，小儿麻痹后遗症。
- 发热，疟疾，荨麻疹，颈项、肩胛部肌肉痉挛。

## 天宗 tiānzōng

**定位** 在肩胛部，当冈下窝中央凹陷处，与第 4 胸椎相平。

**主治**

◎中医病症

- 肩胛疼痛。
- 乳痈。
- 气喘。

◎西医疾病

- 肩关节周围炎，肩背软组织损伤，肘臂外后侧痛。
- 乳腺炎，支气管哮喘。

## 胃仓 wèicāng

**定位** 在背部，当第 12 胸椎棘突下，后正中线旁开 3 寸。

**主治**

◎中医病症

- 胃脘痛，腹胀，小儿食积。
- 水肿。

◎西医疾病

- 胃炎，胃痉挛，胃溃疡，肠炎，习惯性便秘。

• 腰背部软组织疾患。

### 胃俞 wèishū

**定位** 在背部，当第 12 胸椎棘突下，后正中线旁开 1.5 寸。

**主治**

◎中医病症

• 胃脘痛，呕吐，腹胀，肠鸣。

• 胸胁痛。

◎西医疾病

• 胃炎，胃溃疡，胃癌，胃扩张，胃下垂，胃痉挛，肝炎，胰腺炎，肠炎，痢疾。

• 糖尿病，神经衰弱。

### 心俞 xīnshū

**定位** 在背部，当第 5 胸椎棘突下，后正中线旁开 1.5 寸。

**主治**

◎中医病症

• 心痛，心悸，心烦，不寐，健忘，梦遗，癫狂痫。

• 咳嗽，吐血，盗汗。

◎西医疾病

• 冠心病，心绞痛，风湿性心脏病、心房纤颤、心动过速。

• 神经衰弱，精神分裂症，癫痫，癔症，肋间神经痛。

• 胃出血，食管狭窄，背部软组织损伤等。

### 至阳 zhìyáng

**定位** 在背部，当后正中线上，第 7 胸椎棘突下凹陷中。

**主治**

◎中医病症

• 黄疸，胸胁胀痛，身热。

• 咳嗽，气喘。

• 胃痛，脊背强痛。

◎西医疾病

• 支气管炎，支气管哮喘，胸膜炎。

• 急性胃炎，肝炎，胆囊炎，胆道蛔虫病，疟疾。

• 冠心病，肋间神经痛。

## 四、上肢部

### 臂臑 bìnào

**定位** 当曲池与肩髃连线上，曲池上 7 寸。自然垂臂时在臂外侧，三角肌止点处。

**主治**

◎中医病症

• 肩臂痛，瘰疬。

• 目疾。

◎西医疾病

- 上肢瘫痪或疼痛，肩周炎，颅顶肌肉痉挛。
- 眼病，颈淋巴结核，头痛。

## 尺泽 chǐzé

**定位** 在肘横纹中，肱二头肌腱桡侧凹陷处。

**主治**

◎中医病症

- 咳嗽，气喘，咯血，潮热，胸部胀满，咽喉肿痛。
- 急性腹痛吐泻。
- 肘臂挛痛。

◎西医疾病

- 肺结核，咯血，肺炎，支气管炎，支气管哮喘，咽喉肿痛，胸膜炎。
- 肘关节病，脑血管病后遗症，前臂痉挛。
- 肩胛神经痛，精神病，小儿抽搐等。
- 膀胱括约肌麻痹（小便失禁）。

## 大陵 dàlíng

**定位** 在腕掌横纹的中点处，当掌长肌腱与桡侧腕屈肌腱之间。

**主治**

◎中医病症

- 心痛，心悸，不寐，癫狂，疮疡。

- 胃痛，呕吐。
- 手腕麻痛，胸胁胀痛。

◎西医疾病

- 心肌炎，心内、外膜炎，心动过速。
- 神经衰弱，失眠，癫痫，癔症，精神分裂症，肋间神经痛。
- 胃炎，胃出血。
- 腕关节及周围软组织疾患，足跟痛。
- 扁桃体炎，咽炎，疥癣。

### 二白 èrbái

**定位** 在前臂掌侧，腕横纹上 4 寸，桡侧腕屈肌腱的两侧，一侧二穴。

**主治**

◎中医病症

- 痔，脱肛。
- 前臂痛，胸肋痛。

◎西医疾病

痔出血，痔切除术后疼痛。

### 关冲 guānchōng

**定位** 在手无名指末节尺侧，距指甲角 0.1 寸(指寸)。

**主治**

◎中医病症

• 热病，昏厥，中暑。

• 头痛，目赤，耳聋，咽喉肿痛。

◎西医疾病

• 喉炎，结膜炎，角膜白斑。

• 头痛，脑血管意外，小儿消化不良，发热等。

## 合谷 hégǔ

**定位** 在手背，第1、2掌骨间，当第2掌骨桡侧的中点处。

**主治**

◎中医病症

• 头痛，齿痛，目赤肿痛，咽喉肿痛，鼻衄，耳聋，痄腮，牙关紧闭，口㖞。

• 热病，无汗，多汗。

• 滞产，经闭，腹痛，便秘。

• 上肢疼痛、不遂，落枕。

◎西医疾病

• 感冒，头痛，咽炎，扁桃体炎。

• 鼻炎，牙痛，耳聋，耳鸣。

• 三叉神经痛，面肌痉挛，面神经麻痹，癔症，癫痫，精神病，中风偏瘫，小儿惊厥。

- 腰扭伤，腕关节痛。
- 痛经，闭经，催产。

### 后溪 hòuxī

**定位** 在手掌尺侧，微握拳，当小指本节（第5手指关节）后的远侧掌横纹头赤白肉际。

**主治**

◎中医病症

- 中风，头项强痛，腰背痛。
- 目赤，耳聋，咽喉肿痛，癫狂痫，小儿惊厥。
- 盗汗，疟疾。
- 手指及肘臂挛急。

◎西医疾病

- 头痛，失眠，癔症，癫痫，精神分裂症。
- 面肌痉挛。
- 上肢瘫痪，指痛，腰扭伤。
- 扁桃体炎，荨麻疹，疟疾，黄疸等。

### 孔最 kǒngzuì

**定位** 在前臂掌面桡侧，当尺泽与太渊连线上，腕横纹上7寸处。

**主治**

◎中医病症

- 咯血，鼻衄，咳嗽，气喘，咽喉肿痛，热病无汗。
- 痔血。
- 肘臂挛痛。

◎西医疾病

- 肺结核咯血，咽喉炎，扁桃体炎，支气管炎，支气管哮喘。
- 肘关节痛，手关节痛。

## 劳宫 láogōng

**定位** 在手掌心，当第 2、3 掌骨之间偏于第 3 掌骨，握拳屈指时中指尖处。

**主治**

◎中医病症

- 口疮，口臭，鼻衄。
- 癫狂痫，中风昏迷，小儿惊厥，中暑。
- 心痛，呕吐。

◎西医疾病

- 脑血管意外，心绞痛，高血压。
- 昏迷，癔症，精神病，手指麻木。
- 口腔炎，牙龈炎，吞咽困难。
- 手癣，黄疸。

### 列缺 lièquē

**定位** 在前臂桡侧缘，桡骨茎突上方，腕横纹上1.5寸。当肱桡肌与拇长展肌腱之间。

**主治**

◎中医病症

- 外感头痛，项强，咳嗽，气喘，咽喉肿痛。
- 口㖞，齿痛。

◎西医疾病

- 感冒，支气管哮喘。
- 偏头痛，面肌痉挛，面神经麻痹，三叉神经痛。
- 颈椎病，脑血管后遗症，腕关节周围软组织疾患。
- 遗精，牙痛，高血压。

### 内关 nèiguān

**定位** 在前臂掌侧，当曲泽与大陵的连线上，腕横纹上2寸。掌长肌腱与桡侧腕屈肌腱之间。

**主治**

◎中医病症

- 心痛，心悸，胸闷。
- 眩晕，癫病，不寐，偏头痛。
- 胃痛，呕吐，呃逆。

• 臂肘挛痛。

◎西医疾病

• 风湿性心脏病，心绞痛，心肌炎，心内、外膜炎，心动过速，心动过缓，心律不齐，无脉症，高血压，脉管炎，脑血管病后遗症。

• 胃炎，胃痉挛，肠炎，痢疾，膈肌痉挛，急性胆道疾患。

• 癫痫，癔症，失眠，血管性头痛，多发性神经炎。

• 支气管哮喘，咽喉炎，甲状腺功能亢进，疟疾，各种手术疼痛。

### 郄门 xìmén

**定位** 在前臂掌侧，当曲泽与大陵的连线上，腕横纹上 5 寸。掌长肌腱与桡侧腕屈肌腱之间。

**主治**

◎中医病症

• 心痛，心悸，疔疮，癫病。

• 呕血，咯血。

◎西医疾病

• 风湿性心脏病，心肌炎，心绞痛。

• 癔症，精神病。

• 乳腺炎，胸膜炎，膈肌痉挛，胃出血，鼻出血。

### 曲池 qūchí

**定位** 在肘横纹外侧端，屈肘，当尺泽与肱骨外上髁连线中点。

## 主治

◎中医病症

- 热病，咽喉肿痛，齿痛，目赤痛，头痛，眩晕，癫狂。
- 上肢不遂，手臂肿痛，瘰疬。
- 瘾疹。
- 腹痛，吐泻，月经不调。

◎西医疾病

- 急性脑血管病后遗症，肩周炎，肘关节炎。
- 流行性感冒，肺炎，扁桃体炎。
- 咽喉炎，牙痛，睑腺炎，甲状腺肿大。
- 乳腺炎，高血压，皮肤病，过敏性疾病。

### 曲泽 qūzé

**定位** 在肘横纹中，当肱二头肌腱的尺侧缘。

## 主治

◎中医病症

- 心痛，心悸。
- 热病，中暑。
- 胃痛，呕吐，泄泻。
- 肘臂疼痛。

◎西医疾病

- 风湿性心脏病，心绞痛，心肌炎。

- 小儿舞蹈症，急性肠胃炎，支气管炎。

## 商阳 shāngyáng

**定位**　在手食指末节桡侧，距指甲角 0.1 寸。

**主治**

◎中医病症

- 咽喉肿痛，齿痛，耳聋。
- 热病，昏迷。
- 手指麻木。

◎西医疾病

- 牙痛，咽炎，喉炎，腮腺炎。
- 脑出血，高热，扁桃体炎。

## 少商 shàoshāng

**定位**　在手拇指末节桡侧，距指甲角 0.1 寸。

**主治**

◎中医病症

- 咽喉肿痛，发热，咳嗽，失音，鼻衄。
- 昏迷，癫狂。
- 指肿、麻木。

◎西医疾病

- 扁桃体炎，腮腺炎，感冒发热，支气管炎，肺炎，咯血。
- 休克，精神分裂症，癔症，失眠。

- 食管狭窄，黄疸。
- 牙龈出血，舌下肿瘤，口颊炎。
- 脑出血，盗汗，小儿惊风，手指挛痛。

### 少泽 shàozé

**定位** 在手小指末节尺侧，距指甲角0.1寸。

**主治**

◎中医病症

- 头痛，目翳，咽喉肿痛，耳聋，耳鸣。
- 乳痈，乳汁少。
- 昏迷，热病。

◎西医疾病

- 头痛，脑血管意外，昏迷，精神分裂症。
- 咽炎，耳聋，耳鸣，鼻出血，结膜炎，白内障。
- 乳腺炎，乳汁分泌不足，疟疾，黄疸，前臂神经痛等。

### 神门 shénmén

**定位** 在腕部，腕掌侧横纹尺侧端，尺侧腕屈肌腱的桡侧凹陷处。

**主治**

◎中医病症

- 不寐，健忘，痴呆，癫狂痫。

- 心痛，心烦，惊悸。

◎西医疾病

- 心悸，心脏肥大，心绞痛。
- 神经衰弱，癔症，癫痫，精神病，痴呆。
- 舌骨肌麻痹，鼻内膜炎。
- 产后失血，扁桃体炎。

## 十宣 shíxuān

**定位** 在手一指尖端，距指甲游离缘 0.1 寸（指寸），左右共十穴。

**主治**

◎中医病症

- 高热，晕厥，中暑，癫病。
- 咽喉肿痛。

◎西医疾病

- 昏迷，休克。
- 急性咽喉炎，急性胃肠炎，扁桃体炎，高血压。

## 手三里 shǒusānlǐ

**定位** 在前臂背面桡侧，当阳溪与曲池的连线上，肘横纹下 2 寸。

**主治**

◎中医病症

- 肩臂麻痛,上肢不遂。
- 腹痛,腹泻。
- 齿痛颊肿。

◎西医疾病

- 溃疡病,肠炎,消化不良。
- 牙痛,口腔炎。
- 颈淋巴结核,面神经麻痹,感冒,乳腺炎。

### 四缝 sìfèng

**定位** 在第 2 ~5 指掌侧,近端指关节的中央,一侧四穴。

**主治**

◎中医病症

- 小儿疳积。
- 百日咳。

◎西医疾病

支气管哮喘,小儿消化不良,肠蛔虫病。

### 通里 tōnglǐ

**定位** 在前臂掌侧,当尺侧腕屈肌腱的桡侧缘,腕横纹上 1 寸。

**主治**

◎中医病症

- 暴喑，舌强不语。
- 头痛，眩晕，心悸，怔忡。
- 腕臂痛。

◎西医疾病

- 头痛，眩晕，神经衰弱，癔症性失语，精神分裂症。
- 心绞痛，心动过缓。
- 扁桃体炎，咳嗽，支气管哮喘。
- 急性舌骨肌麻痹，胃出血，子宫内膜炎。

### 腰痛点 yāotòngdiǎn

**定位** 在手背侧，当第2、3掌骨及第4、5掌骨之间，当腕横纹与掌指关节中点处一侧二穴。

**主治**

急性腰扭伤。

### 外关 wàiguān

**定位** 在前臂背侧，当阳池与肘尖的连线上，腕背横纹上2寸，尺骨与桡骨之间。

**主治**

◎中医病症

- 热病，头痛，不寐，目赤肿痛，耳鸣，耳聋。

- 胸胁痛。
- 落枕，上肢痿痹。

◎西医疾病

- 上呼吸道感染，肺炎。
- 腕关节炎，肘关节炎，急性腰扭伤，颞颌关节功能紊乱。
- 偏头痛，失眠，桡神经麻痹，脑血管病后遗症。
- 高血压，遗尿，耳鸣，耳聋。

### 温溜 wēnliū

**定位**　屈肘，在前臂背面桡侧，当阳溪与曲池的连线上，腕横纹上 5 寸。

**主治**

◎中医病症

- 头痛，面肿，咽喉肿痛。
- 肠鸣腹痛。
- 肩背酸痛。

◎西医疾病

- 口腔炎，舌炎，腮腺炎。
- 扁桃体炎，面神经麻痹，下腹壁肌肉痉挛，前臂疼痛。

### 小海 xiǎohǎi

**定位**　微屈肘，在肘内侧，当尺骨鹰嘴与肱骨内上髁之间凹陷处。

### 主治

◎中医病症

- 肘臂疼痛。
- 耳聋，耳鸣，癫病。

◎西医疾病

- 头痛，癫痫，精神分裂症，小儿舞蹈症。
- 耳聋，耳鸣，牙龈炎。
- 颈淋巴结结核，尺神经疼痛，网球肘等。

## 养老 yǎnglǎo

**定位** 在前臂背面尺侧，当尺骨小头近端桡侧凹陷中。

### 主治

◎中医病症

- 目视不明，头痛，面痛。
- 肩、背、肘、臂酸痛，急性腰痛，落枕，肩背肘臂痛，项强。

◎西医疾病

- 急性腰扭伤，脑血管病后遗症。
- 远视眼，耳聋，近视。

## 鱼际 yújì

**定位** 在手拇指本节（第 1 掌指关节）后凹陷处，约当第 1 掌骨中点桡侧，赤白肉际处。

**主治**

◎中医病症

- 咳嗽,哮喘,咯血。
- 咽喉肿痛,失音,发热。
- 腹满,腹痛,小儿疳积。

◎西医疾病

- 感冒,扁桃体炎,支气管炎,支气管哮喘。
- 多汗症,鼻出血,乳腺炎,手指肿痛等。

支沟 zhīgōu

**定位** 在前臂背侧,当阳池与肘尖的连线上,腕背横纹上 3 寸,尺骨与桡骨之间。

**主治**

◎中医病症

- 便秘,热病,丹毒。
- 胁肋痛,落枕。
- 耳鸣,耳聋。

◎西医疾病

- 急性腰扭伤,肩背软组织损伤,上肢瘫痪。
- 习惯性便秘,肋间神经痛,胸膜炎,肺炎,心绞痛,心肌炎,产后乳汁不足。

### 中冲 zhōngchōng

**定位** 在手中指末节尖端中央。

**主治**

◎中医病症

- 中风昏迷，中暑，小儿惊风，热病。
- 心烦，心痛。
- 舌强肿痛。

◎西医疾病

- 高血压，脑出血，心绞痛，心肌炎。
- 昏迷，休克，癔症，癫痫。
- 小儿消化不良，舌炎，结膜炎。

## 五、胸腹部

### 大赫 dàhè

**定位** 在下腹部，当脐中下 4 寸，前正中线旁开 0.5 寸。

**主治**

◎中医病症

遗精，阳痿，阴挺，月经不调，痛经，带下。

◎西医疾病

- 痛经，子宫脱垂，盆腔炎，不孕症等。
- 遗精，阳痿，睾丸炎。

- 痢疾，急性胃肠炎等。

### 带脉 dàimài

**定位** 在侧腹部，章门下 1.8 寸，当第 11 肋骨游离端下方垂线与脐水平线的交点上。

**主治**

◎中医病症

- 带下，月经不调，阴挺，闭经，疝气，小腹痛。
- 胁痛，腰痛。

◎西医疾病

- 功能性子宫出血，闭经，子宫内膜炎，附件炎，盆腔炎，子宫脱垂，阴道炎。
- 膀胱炎，睾丸炎。
- 腰痛，下肢无力等。

### 关元 guānyuán

**定位** 在腰部，当第 5 腰椎棘突下，旁开 1.5 寸。

**主治**

◎中医病症

- 腹胀，泄泻，小便频数或不利，遗尿，阳痿。
- 腰痛。

◎西医疾病

- 膀胱炎，遗尿，阳痿，尿潴留，痛经，慢性盆腔炎。
- 慢性肠炎，痢疾，贫血，腰部软组织损伤。

## 肓俞 huāngshū

**定位** 在腹中部，当脐中旁开0.5寸。

**主治**

◎中医病症

- 腹痛，腹胀，呕吐，泄泻，便秘。
- 月经不调，疝气，腰脊痛。

◎西医疾病

- 胃痉挛，肠炎，痢疾，习惯性便秘，肠麻痹。
- 膀胱炎，尿道炎。
- 角膜炎等。

## 期门 qīmén

**定位** 在胸部，当乳头直下，第6肋间隙，前正中线旁开4寸。

**主治**

◎中医病症

- 胸胁胀痛
- 腹胀，呃逆，吐酸。
- 乳痈，郁闷。

◎西医疾病

- 肋间神经痛。
- 肝炎，肝大，胆囊炎，胃肠神经症，腹膜炎。
- 胸膜炎，心肌炎，高血压。

### 气海 qìhǎi

**定位** 在下腹部，前正中线上，当脐中下1.5寸。

**主治**

◎中医病症

- 腹痛，泻泄，便秘。
- 遗尿，阳痿，遗精，月经不调，闭经，痛经，崩漏，带下，阴挺，疝气。
- 中风脱证，虚劳羸瘦。

◎西医疾病

- 尿潴留，泌尿系感染，遗尿，遗精，阳痿。
- 痛经，功能性子宫出血，盆腔炎。
- 胃炎，肠炎，肠麻痹，阑尾炎，腹膜炎。
- 高血压，神经衰弱。

### 乳根 rǔgēn

**定位** 在胸部，当乳头直下，乳房根部，第5肋间隙，距前正中线4寸。

### 主治

◎中医病症

- 咳嗽，哮喘，胸闷，胸痛。
- 乳痈，乳汁少。

◎西医疾病

- 乳汁不足，乳腺炎。
- 支气管哮喘，慢性支气管炎，胸膜炎。
- 肋间神经痛，臂丛神经痛。

## 乳中 rǔzhōng

**定位**　在胸部，当第 4 肋间隙，乳头中央，距前正中线 4 寸。

## 膻中 dànzhōng

**定位**　在胸部，当前正中线上，平第 4 肋间隙，两乳头连线的中点。

### 主治

◎中医病症

- 胸闷，气短，胸痛，心悸，咳嗽，气喘。
- 乳汁少，乳痈。
- 呕逆，呕吐。

◎西医疾病

- 支气管炎，支气管哮喘，肺炎。

- 心绞痛,肋间神经痛,乳腺炎,产后乳汁分泌不足。

## 神阙 shénquè

**定位** 在腹中部,脐中央。

**主治**

◎中医病症

- 腹痛,久泻,脱肛,痢疾,水肿。
- 虚脱。

◎西医疾病

- 休克,急性脑血管病,晕厥。
- 急、慢性肠炎,痢疾,便秘,肠结核,脱肛。

## 水道 shuǐdào

**定位** 在下腹部,当脐中下 3 寸,距前正中线 2 寸。

**主治**

◎中医病症

- 水肿,小便不利,小腹胀满。
- 痛经,不孕,疝气。

◎西医疾病

- 肾炎,膀胱炎,尿道炎,尿潴留,睾丸炎,小儿睾丸鞘膜积液。
- 盆腔炎,子宫病,卵巢病。
- 腹水,脊髓炎,疝气,脱肛,便秘。

## 水分 shuǐfēn

**定位** 在上腹部，前正中线上，当脐中上1寸。

**主治**

◎中医病症

- 腹痛，泄泻，反胃吐食。
- 水肿，腹胀，小便不利。

◎西医疾病

- 胃炎，胃下垂，慢性肠炎，肝硬化腹水。
- 肾炎，膀胱炎。

## 天池 tiānchí

**定位** 在胸部，当第4肋间隙，乳头外1寸，前正中线旁开5寸。

**主治**

◎中医病症

- 咳嗽，气喘。
- 乳痈，乳汁少。
- 胸闷，胁肋胀痛，瘰疬。

◎西医疾病

- 心绞痛，心脏外膜炎。
- 乳腺炎，乳汁分泌不足。
- 淋巴结核，腋窝淋巴结炎，肋间神经痛。

## 天枢 tiānshū

**定位** 在腹中部,脐中旁开 2 寸。

**主治**

◎中医病症

- 腹胀肠鸣,绕脐腹痛,便秘,泄泻,痢疾。
- 癥瘕,月经不调,痛经。

◎西医疾病

- 急性胃肠炎,小儿腹泻,痢疾,便秘,胆囊炎,肝炎。
- 痛经,子宫内膜炎,功能性子宫出血。
- 肾炎。

## 膺窗 yīngchuāng

**定位** 在胸部,当第 3 肋间隙,距前正中线 4 寸。

**主治**

◎中医病症

- 咳嗽,哮喘。
- 胸胁胀痛,乳痈。

◎西医疾病

- 支气管炎,支气管哮喘,胸膜炎。
- 肠炎,乳腺炎,肋间神经痛。

## 章门 zhāngmén

**定位** 在侧腹部，当第 11 肋游离端的下方。

**主治**

◎中医病症

- 腹胀，泄泻，痞块。
- 胁痛，黄疸。

◎西医疾病

- 肝、脾大，肝炎，肠炎，腹胀，消化不良，腹膜炎，黄疸。
- 高血压。

## 中府 zhōngfǔ

**定位** 在胸前壁的外上方，云门下 1 寸，平第 1 肋间隙，距前正中线 6 寸。

**主治**

◎中医病症

- 咳嗽，气喘。
- 胸痛，肩背痛。

◎西医疾病

支气管炎，肺炎，支气管哮喘，肺结核，支气管扩张。

## 中极 zhōngjí

**定位** 在下腹部，前正中线上，当脐中下 4 寸。

**主治**

◎中医病症

癃闭，遗尿，尿频，月经不调，带下，痛经，崩漏，阴挺，遗精，阳痿，疝气。

◎西医疾病

- 肾炎，泌尿系感染，尿潴留，遗尿，遗精，阳痿。
- 痛经，闭经，不孕症，功能性子宫出血，胎盘滞留。
- 坐骨神经痛。

### 中脘 zhōngwǎn

**定位**　在上腹部，前正中线上，当脐中上4寸。

**主治**

◎中医病症

- 胃病，呕吐，吞酸，腹胀，饮食不化，泄泻，黄疸。
- 咳喘痰多。
- 癫病，不寐。

◎西医疾病

- 急、慢性胃炎，肠炎，胃溃疡，胃痉挛，胃下垂，胃扩张，阑尾炎，痢疾，肠梗阻，胆囊炎，肝炎，便秘。
- 癫痫，癔症，精神分裂症，神经衰弱。
- 支气管哮喘，心脏病等。

### 子宫 zǐgōng

**定位**　在下腹部，当脐中下4寸，中极旁开3寸。

**主治**

◎中医病症

阴挺，不孕，痛经，崩漏，月经不调。

◎西医疾病

- 痛经，子宫脱垂，功能性子宫出血，不孕症，子宫内膜炎，盆腔炎。
- 肾盂肾炎，膀胱炎，阑尾炎。

## 六、腰背部

### 大肠俞 dàchángshū

**定位**　在腰部，当第4腰椎棘突下，后正中线旁开1.5寸。

**主治**

◎中医病症

- 腰痛。
- 腹胀，泄泻，便秘，痢疾，遗尿，脚气，痔疾。

◎西医疾病

- 骶髂关节炎，骶棘肌痉挛，坐骨神经痛。
- 肠炎，痢疾，小儿消化不良，肠出血，阑尾炎。
- 肾炎，淋病，遗尿。

## 大杼 dàzhù

**定位** 在背部,当第1胸椎棘突下,后正中线旁开1.5寸。

**主治**

◎中医病症

- 咳嗽,发热。
- 头痛,肩背痛。

◎西医疾病

- 上呼吸道感染,咽炎,支气管炎,支气管哮喘,肺炎,头痛。
- 颈椎病,腰背肌痉挛,骨结核,膝关节骨质增生等。

## 胆俞 dǎnshū

**定位** 在背部,第10胸椎棘突下,后正中线旁开1.5寸。

**主治**

◎中医病症

- 黄疸,口苦,呕吐,食不化,胁痛。
- 肺痨,潮热。

◎西医疾病

- 胆囊炎,胆石症,胆道蛔虫病,胃炎,溃疡病,食管狭窄,神经性呕吐。
- 淋巴结核,肋间神经痛,胸膜炎,高血压,神经衰弱等。

## 定喘 dìngchuǎn

**定位** 在背部，当第7颈椎棘突下，后正中线旁开0.5寸。

**主治**

◎中医病症

- 哮喘，咳嗽。
- 落枕，肩背痛，上肢疼痛不举。

◎西医疾病

- 支气管炎，支气管哮喘，百日咳。
- 麻疹，肩背软组织疾患。

## 督俞 dūshū

**定位** 在背部，当第6胸椎棘突下，后正中线旁开1.5寸。

**主治**

◎中医病症

- 心痛，胸闷，气喘。
- 胃痛，腹痛，腹胀。

◎西医疾病

- 心绞痛，心动过速，心内、外膜炎。
- 胃炎，膈肌痉挛，乳腺炎，皮肤瘙痒症，银屑病等。

## 肺俞 fèishū

**定位** 在背部，当第3胸椎棘突下，后正中线旁开1.5寸。

**主治**

◎中医病症

• 咳嗽，气喘，咯血，鼻塞。

• 骨蒸潮热，盗汗。

• 皮肤瘙痒，瘾疹。

◎西医疾病

• 上呼吸道感染，支气管炎，支气管哮喘，肺炎，肺气肿，肺结核，百日咳等。

• 心内膜炎，肾炎，风湿性关节炎，腰脊痛等。

### 风门 fēngmén

**定位** 在背部，当第 2 胸椎棘突下，后正中线旁开 1.5 寸。

**主治**

◎中医病症

• 伤风，咳嗽。

• 发热，头痛，项强，胸背痛。

◎西医疾病

• 感冒，支气管炎，肺炎，哮喘，胸膜炎，百日咳等。

• 荨麻疹，背部痈疽，颈淋巴结核，遗尿等。

### 肝俞 gānshū

**定位** 在背部，第 9 胸椎棘突下，后正中线旁开 1.5 寸。

**主治**

◎中医病症

- 黄疸，胁痛，脊背痛。
- 目赤，目视不明，夜盲。
- 吐血，衄血，月经不调。
- 眩晕，癫狂痫。

◎西医疾病

- 急、慢性肝炎，胆石症，胆囊炎，慢性胃炎，胃扩张，胃痉挛，胃出血，肠出血。
- 眼睑下垂，结膜炎，青光眼，夜盲症，视网膜炎。
- 偏头痛，精神病，神经衰弱，肋间神经痛。
- 淋巴结结核，支气管炎。

### 膈俞 géshū

**定位**　在背部，当第 7 胸椎棘突下，后正中线旁开 1.5 寸。

**主治**

◎中医病症

- 胃脘痛，呕吐，呃逆，饮食不下，便血。
- 咳嗽，气喘，吐血，潮热，盗汗。
- 瘾疹。

◎西医疾病

- 心内外膜炎，心脏肥大，心动过速，贫血，慢性出血性疾患。

• 胃炎，胃溃疡，食管癌，胃癌，食管狭窄，肝炎，肠炎，肠出血，神经性呕吐，膈肌痉挛。

• 淋巴结核，小儿营养不良，荨麻疹。

### 脊中 jǐzhōng

**定位** 在背部，当后正中线上，第 11 胸椎棘突下凹陷中。

**主治**

◎中医病症

• 泄泻，脱肛，痔疾，黄疸，小儿疳积。

• 癫病。

• 腰脊强痛。

◎西医疾病

• 胃、肠炎，痢疾，小儿消化不良，肝炎，痔，脱肛。

• 癫痫，腰背痛。

### 夹脊 jiájǐ

**定位** 在背腰部，当第 1 胸椎至第 5 腰椎棘突下两侧，后正中线旁开 0.5 寸，一侧 17 穴。

**主治**

◎中医病症

• 胸 1 ~ 5 夹脊：心肺、胸部及上肢疾病。

• 胸 6 ~ 12 夹脊：胃肠、脾、肝、胆疾病。

• 腰 1 ~5 夹脊:下肢疼痛,腰、骶、小腹部疾病。

◎西医疾病

上胸部穴位治疗心、肺、上肢疾患;下胸部穴位治疗胃肠疾患,腰部穴位治疗腰、腹、下肢疾患。

### 肩中俞 jiānzhōngshū

**定位** 在背部,当第 7 颈椎棘突下,旁开 2 寸。

**主治**

◎中医病症

• 咳嗽,气喘,唾血。

• 肩背疼痛。

• 目视不明。

◎西医疾病

• 支气管炎,支气管哮喘,支气管扩张。

• 吐血等。

### 灵台 língtái

**定位** 在背部,当后正中线上,第 6 胸椎棘突下凹陷中。

**主治**

◎中医病症

• 疔疮。

• 气喘,咳嗽。

- 胃痛，脊背强痛。

◎西医疾病

- 支气管炎，支气管哮喘。
- 胃炎，胆道蛔虫病。
- 丹毒，蜂窝织炎。

### 命门 mìngmén

**定位** 在腰部，当后正中线上，第 2 腰椎棘突下凹陷中。

**主治**

◎中医病症

- 腰痛，下肢痿痹。
- 遗精，阳痿，早泄，月经不调，赤白带下，痛经，遗尿，尿频。
- 泄泻，疝气，耳鸣，不寐。

◎西医疾病

- 肾炎，遗尿，遗精，阳痿。
- 子宫内、外膜炎，盆腔炎，痛经。
- 急性腰扭伤，腰肌劳损，坐骨神经痛，脊柱炎，小儿麻痹后遗症。
- 痔，耳鸣，失眠。

### 脾俞 píshū

**定位** 在背部，当第 11 胸椎棘突下，后正中线旁开 1.5 寸。

**主治**

◎中医病症

• 腹胀，呕吐，泄泻，痢疾，便血，纳呆，饮食不化，月经不调。

• 水肿，黄疸。

• 背痛。

◎西医疾病

• 胃溃疡，胃炎，胃下垂，胃痉挛，胃扩张，胃出血，神经性呕吐，肠炎，痢疾，肝炎。

• 进行性肌营养不良，贫血，慢性出血性疾病，糖尿病，肾炎，小儿夜盲，荨麻疹等。

### 身柱 shēnzhù

**定位** 在背部，当后正中线上，第3胸椎棘突下凹陷中。

**主治**

◎中医病症

• 咳嗽，气喘。

• 身热，癫痫。

• 脊背强痛。

◎西医疾病

• 支气管炎，支气管哮喘，肺炎，肺结核，百日咳。

• 癫痫，癔症，精神分裂症，小儿惊厥，神经衰弱。

### 肾俞 shènshū

**定位** 在腰部，当第 2 腰椎棘突下，后正中线旁开 1.5 寸。

**主治**

◎中医病症

- 遗精，阳痿，月经不调，带下，遗尿，小便不利，水肿。
- 耳鸣，耳聋。
- 气喘。
- 腰痛。

◎西医疾病

- 肾炎，肾绞痛，肾下垂，遗尿，尿路感染，膀胱肌麻痹及痉挛。
- 阳痿，早泄，遗精，精液缺乏。
- 胃出血，肠出血，痔。
- 支气管哮喘，耳聋，贫血，肋间神经痛，脑血管病后遗症，腰部软组织损伤等。

### 腰阳关 yāoyángguān

**定位** 在腰部，当后正中线上，第 4 腰椎棘突下凹陷中。两髂嵴最高点连线的中点下方凹陷处。

**主治**

◎中医病症

- 腰骶疼痛，下肢痿痹。

- 月经不调，带下，遗精，阳痿。

◎西医疾病

- 腰骶部疼痛，坐骨神经痛，脊柱炎，下肢瘫痪，膝关节炎。
- 慢性肠炎，痢疾，遗精，阳痿。

## 七、骶髂部

### 白环俞 báihuánshū

**定位** 在骶部，当骶正中嵴旁 1.5 寸，横平第 4 骶后孔。

**主治**

◎中医病症

- 遗精，带下，月经不调，遗尿，疝气。
- 腰骶疼痛。

◎西医疾病

- 坐骨神经痛，小儿麻痹后遗症。
- 子宫内膜炎，肛门诸肌痉挛，下肢瘫痪，便秘，尿潴留等。

### 次髎 cìliáo

**定位** 在骶部，当髂后上棘内下方，适对第二骶后孔处。

**主治**

◎中医病症

少腹、前阴、腰骶等疾患：如月经不调、赤白带下、痛经、不孕、遗精、阳痿、疝气、癃淋、衄血、呕吐、肠鸣泄泻、背寒、腰脊痛、下肢不仁等。

◎西医疾病

阴痒、子宫脱垂、盆腔炎、卵巢炎、子宫内膜炎、睾丸炎、骶髂关节炎、坐骨神经痛、下肢瘫痪等,并可作催产、引产之用。

### 会阳 huìyáng

**定位** 在骶部,尾骨端旁开0.5寸。

**主治**

◎中医病症

- 泄泻,痢疾,痔疾。
- 阳痿,带下。

◎西医疾病

- 经期腰痛,阴道炎,外阴湿疹,阴部神经性皮炎。
- 泌尿生殖系统疾病,前列腺炎,阳痿。
- 肠出血,痔,肠炎,坐骨神经痛。

### 会阴 huìyīn

**定位** 在会阴部,男性当阴囊根部与肛门连线的中点,女性当大阴唇后联合与肛门连线的中点。

**主治**

◎中医病症

- 小便不利,遗尿,遗精,阳痿,月经不调,阴痛,阴痒,痔,脱肛。
- 溺水,产后昏迷,癫狂。

◎西医疾病

- 昏迷，溺水窒息，呼吸衰竭，癫痫。
- 遗尿，遗精，尿道炎，前列腺炎，睾丸炎。
- 子宫脱垂，阴部湿疹，痔，脱肛。

## 膀胱俞 pángguāngshū

**定位** 在骶部，当骶正中嵴旁 1.5 寸，横平第 2 骶后孔。

**主治**

◎中医病症

- 小便不利，尿频，遗尿，遗精。
- 泄泻，便秘。
- 腰脊强痛。

◎西医疾病

- 腰骶神经痛，坐骨神经痛。
- 肠炎，便秘，痢疾。
- 膀胱炎，遗尿，子宫内膜炎。

## 维道 wéidào

**定位** 在侧腹部，当髂前上棘的前下方，五枢前下 0.5 寸。

**主治**

◎中医病症

- 少腹痛，便秘，肠痈。
- 阴挺，带下，疝气，月经不调。

◎西医疾病

- 妇科系统疾病，如子宫内膜炎、附件炎、盆腔炎、子宫脱垂。
- 肠炎，阑尾炎，习惯性便秘。
- 肾炎，髋关节疼痛。

### 腰俞 yāoshū

**定位** 在骶部，当后正中线上，适对骶管裂孔。

**主治**

◎中医病症

- 腰脊强痛，下肢痿痹，阳痿，遗精。
- 月经不调，痔，脱肛，便秘。
- 癫病。

◎西医疾病

- 尿路感染，尿失禁，阳痿，遗精。
- 盆腔炎，脱肛，痔，癫痫，腰骶神经痛，下肢麻痹。

### 长强 chángqiáng

**定位** 在尾骨端下，当尾骨端与肛门连线的中点处。胸膝位或侧卧取之。

**主治**

◎中医病症

- 痔疾，脱肛，泄泻，遗尿，便秘，遗精，阳痿。
- 癫狂痫，瘈疭。

- 腰痛，尾骶骨痛。

◎西医疾病

- 慢性肠炎，痢疾，便秘，痔，脱肛。
- 癫痫，精神分裂症。
- 遗尿，尿潴留，男性阴囊湿疹、遗精、阳痿，女性外阴瘙痒。
- 腰痛，骶尾部疼痛，小肠疝气。

### 秩边 zhìbiān

**定位**　在臀部，平第 4 骶后孔，骶正中嵴旁开 3 寸。

**主治**

◎中医病症

- 腰腿痛，下肢痿痹。
- 痔疾，便秘，小便不利，阴痛。

◎西医疾病

- 急性腰扭伤，梨状肌损伤综合征，下肢瘫痪，坐骨神经痛。
- 膀胱炎，生殖器疾病。
- 脑血管病后遗症，痔，脱肛。

## 八、下肢部

### 承扶 chéngfú

**定位**　在大腿后面，臀横纹的中点。

**主治**

◎中医病症

- 腰腿痛，下肢痿痹。
- 痔疾。

◎西医疾病

- 坐骨神经痛，腰神经根炎，小儿麻痹后遗症，下肢瘫痪。
- 便秘，痔，尿潴留，臀部炎症等。

### 承山 chéngshān

**定位** 在小腿后面正中，委中与昆仑之间，当伸直小腿或足跟上提时腓肠肌肌腹下出现尖角凹陷处。

**主治**

◎中医病症

- 痔，便秘。
- 腰腿拘急疼痛，脚气。
- 痛经，小儿惊风。

◎西医疾病

- 腰肌劳损，坐骨神经痛，腓肠肌痉挛，下肢瘫痪。
- 痔，便秘，脱肛。

### 大敦 dàdūn

**定位** 在足大趾末节外侧，距趾甲角 0.1 寸(指寸)。

**主治**

◎中医病症

• 疝气，遗尿，癃闭，经闭，崩漏，月经不调，阴挺。

• 癫病。

◎西医疾病

• 精神神经系统疾病，如昏迷，脑血管意外，癫痫。

• 膀胱炎，前列腺炎，睾丸炎，尿失禁，精索神经痛，腹股沟嵌顿疝。

• 功能性子宫出血，子宫脱垂。

• 糖尿病，便秘，下肢瘫痪。

### 大钟 dàzhōng

**定位** 在足内侧，内踝后下方，当跟腱附着部的内侧前方凹陷处。

**主治**

◎中医病症

• 癃闭，遗尿，月经不调，便秘。

• 咯血，气喘。

• 痴呆，不寐，嗜卧。

• 足跟痛。

◎西医疾病

• 尿潴留，尿路感染，淋病。

• 癔症，失眠，精神病。

• 支气管哮喘，咯血，咽痛，口腔炎，食管狭窄，便秘，子宫痉挛，疟疾等。

### 地机 dìjī

**定位** 在小腿内侧，当内踝尖与阴陵泉的连线上，阴陵泉下3寸。

**主治**

◎中医病症

• 腹胀，腹痛，泄泻，水肿，小便不利。

• 月经不调，痛经，遗精。

• 腰痛，下肢痿痹。

◎西医疾病

• 月经不调，痛经，功能性子宫出血，阴道炎。

• 腰痛，遗精，精液缺乏。

• 胃痉挛，乳腺炎，下肢麻痹。

本穴出现压痛揭示有胰腺疾患，与胰俞、中脘、水分互参可诊断急性胰腺炎。

### 丰隆 fēnglóng

**定位** 在小腿前外侧，当外踝尖上8寸，条口外，距胫骨前缘二横指（中指）。

**主治**

◎中医病症

- 咳嗽，痰多，哮喘。
- 头痛，眩晕，癫狂痫。
- 下肢痿痹，腿膝酸痛。

◎西医疾病

- 精神病，癔症，失眠，头痛。
- 高血压，脑出血，脑血管病后遗症。
- 急、慢性支气管炎，支气管哮喘，胸膜炎。
- 肝炎，阑尾炎，便秘。
- 尿潴留，烟癖，肥胖病，肩周炎。

## 风市 fēngshì

**定位**　在股部，髌底上 7 寸。直立垂手，掌心贴于大腿时，中指尖所指凹陷中，髂胫束后缘。

**主治**

◎中医病症

- 腰腿痛，下肢痿痹。
- 头痛，眩晕，遍身瘙痒，脚气。

◎西医疾病

- 下肢瘫痪，膝关节炎，腰痛，腿痛。
- 头痛，眩晕，耳鸣，坐骨神经痛，股外侧皮神经炎，小儿麻痹后遗症。

- 荨麻疹等。

### 伏兔 fútù

**定位** 在大腿前面，当髂前上棘与髌底外侧端的连线上，髌底上6寸。

**主治**

◎中医病症

- 腰膝冷痛，下肢痿痹，脚气。
- 疝气。

◎西医疾病

- 风湿性关节炎，股外侧皮神经炎，下肢瘫痪，下肢痉挛。
- 荨麻疹，腹股沟淋巴结炎。

### 复溜 fùliū

**定位** 在小腿内侧，太溪直上2寸，跟腱的前方。

**主治**

◎中医病症

- 水肿，腹胀，泄泻。
- 遗精，盗汗，热病无汗或汗出不止。
- 下肢痿痹。

◎西医疾病

• 痢疾，便秘。

• 尿路感染，肾炎，睾丸炎，遗精。

• 功能性子宫出血，脊髓炎，腹膜炎，痔出血，糖尿病，腰部肌肉损伤等。

### 公孙 gōngsūn

**定位** 在足内侧缘，当第 1 跖骨基底的前下方。

**主治**

◎中医病症

• 胃痛，呕吐，腹胀，腹痛，泄泻，痢疾，足跟痛。

• 心痛，胸闷，月经不调。

◎西医疾病

• 胃痉挛，急、慢性胃肠炎，胃溃疡，消化不良，痢疾，肝炎，腹水，胃癌，肠痉挛。

• 子宫内膜炎。

• 心肌炎，胸膜炎，癫痫。

### 光明 guāngmíng

**定位** 在小腿外侧，当外踝尖上 5 寸，腓骨前缘。

**主治**

◎中医病症

• 目痛，夜盲症，目视不明。

- 乳房胀痛，乳汁少。

◎西医疾病

- 睑缘炎，屈光不正，夜盲症，视神经萎缩。
- 偏头痛，精神病。
- 膝关节炎，腰扭伤。

### 行间 xíngjiān

**定位** 在足背侧，当第1、2趾间，趾蹼缘的后方赤白肉际处。

**主治**

◎中医病症

- 头痛，不寐，目眩，目赤肿痛，青盲，口㖞。
- 月经过多，崩漏，痛经，经闭，带下，疝气，小便不利，尿痛。
- 中风，小儿惊风，癫病。
- 胁肋疼痛，急躁易怒，黄疸。

◎西医疾病

- 功能性子宫出血，痛经。
- 睾丸炎，膀胱炎，遗尿，尿潴留。
- 神经衰弱，精神分裂症，癫痫，癔症，神经症，失眠，脑血管意外。
- 胃炎，肠炎，消化不良，便秘。

### 环跳 huántiào

**定位** 在股外侧部，侧卧屈股，当股骨大转子最凸点与骶管裂孔连线的外1/3与中1/3交点处。

**主治**

◎中医病症

下肢痿痹，半身不遂，腰腿痛。

◎西医疾病

- 坐骨神经痛，下肢麻痹，脑血管病后遗症，腰痛，腿痛，髋关节及周围软组织疾病。
- 感冒，神经衰弱，风疹，湿疹。

## 解溪 jiěxī

**定位** 在足背与小腿交界处的横纹中央凹陷处，当长伸肌腱与趾长伸肌腱之间。

**主治**

◎中医病症

- 头痛，眩晕，癫狂。
- 腹胀，便秘。
- 下肢痿痹，足踝肿痛。

◎西医疾病

- 癫痫，精神病，头痛，腓神经麻痹。
- 踝关节周围组织扭伤，足下垂。
- 胃炎，肠炎。
- 高血压。

## 昆仑 kūnlún

**定位** 在足部，外踝后方，当外踝尖与跟腱之间的凹陷处。

**主治**

◎中医病症

- 头痛，项强，目眩，鼻衄。
- 腰痛，足跟肿痛。
- 难产，癫病。

◎西医疾病

- 膝关节炎，膝关节周围软组织疾病，膝关节扭伤，下肢瘫痪。
- 坐骨神经痛，神经性头痛，眩晕。
- 甲状腺肿大，佝偻病，胎盘滞留，痔，鼻出血。

## 梁丘 liángqiū

**定位** 屈膝，在大腿前面，当髂前上棘与髌底外侧端的连线上，髌底上 2 寸。

**主治**

◎中医病症

- 急性胃痛，乳痈。
- 膝关节肿痛，下肢不遂。

◎西医疾病

- 胃痉挛，胃炎，腹泻。

- 乳腺炎，痛经。
- 风湿性关节炎，髌上滑囊炎，髌骨软化症，膝关节病变。

### 内庭 nèitíng

**定位** 在足背，当第2、3趾间，趾蹼缘后方赤白肉际处。

**主治**

◎中医病症

- 齿痛，咽喉肿痛，口㖞，鼻衄，热病。
- 腹痛，腹胀，便秘，痢疾。
- 足背肿痛。

◎西医疾病

- 牙痛，牙龈炎，扁桃体炎。
- 胃痉挛，急、慢性肠炎。
- 三叉神经痛。

### 曲泉 qūquán

**定位** 在膝内侧，屈膝，当膝关节内侧面横纹内侧端，股骨内侧髁的后缘，半腱肌、半膜肌止端的前缘凹陷处。

**主治**

◎中医病症

- 小腹痛，小便不利，淋证，癃闭。
- 月经不调，痛经，带下，阴挺，阴痒，遗精，阳痿。

- 膝股疼痛。

◎西医疾病

- 肝炎,肠炎,痢疾。
- 子宫脱垂,阴道炎,子宫收缩不全。
- 膝关节及周围软组织疾患。
- 前列腺炎,肾炎,腹股沟疝,遗精,阳痿,尿潴留。

### 三阴交 sānyīnjiāo

**定位** 在小腿内侧,当足内踝尖上 3 寸,胫骨内侧缘后方。

**主治**

◎中医病症

- 月经不调,崩漏,带下,阴挺,经闭,难产,产后血晕,恶露不尽,不孕,遗精,阳痿,阴茎痛,疝气,小便不利,遗尿,水肿。
- 肠鸣腹胀,泄泻,便秘。
- 不寐,眩晕。
- 下肢痿痹,脚气。

◎西医疾病

- 急、慢性肠炎,细菌性痢疾,肝脾大,腹水,肝炎,胆囊炎。
- 肾炎,尿路感染,尿潴留,尿失禁,乳糜尿。
- 功能性子宫出血,痛经,更年期综合征,阴道炎,盆腔炎,胎位异常,子宫下垂,难产。

- 癫痫，精神分裂症，神经衰弱。
- 高血压，血栓闭塞性脉管炎。
- 荨麻疹，神经性皮炎，膝、踝关节及其周围软组织病变，糖尿病。

## 上巨虚 shàngjùxū

**定位** 在小腿前外侧，当犊鼻下 6 寸，距胫骨前缘一横指（中指）。

**主治**

◎中医病症

- 肠中切痛，肠痈，泄泻，便秘。
- 下肢痿痹，脚气。

◎西医疾病

- 阑尾炎，胃肠炎，痢疾，疝气，便秘，消化不良。
- 脑血管病后遗症，下肢麻痹或痉挛，膝关节肿痛。

## 申脉 shēnmài

**定位** 在踝口，外踝尖直下，外踝下缘与跟骨之间凹陷中。

**主治**

◎中医病症

- 头痛，眩晕，不寐，嗜卧，癫狂痫。
- 目赤痛，眼睑下垂。
- 腰腿痛，项强，足外翻。

◎西医疾病

- 头痛，脑脊髓膜炎，内耳性眩晕，失眠，癫痫，精神分裂症。
- 腰肌劳损，下肢瘫痪，关节炎，踝关节扭伤。
- 肠炎，脑血管病后遗症。

### 太冲 tàichōng

**定位**　在足背侧，当第1、2跖骨间隙的后方凹陷处。

**主治**

◎中医病症

- 头痛，眩晕，目赤肿痛，口㖞，青盲，咽喉干痛，耳鸣，耳聋。
- 月经不调，崩漏，疝气，遗尿。
- 癫病，小儿惊风，中风。
- 胁痛，抑郁，急躁易怒。
- 下肢痿痹。

◎西医疾病

- 癫痫，癔症，神经症，眶上神经痛，头痛，失眠，三叉神经痛，面神经麻痹，面肌痉挛，膈肌痉挛，肋间神经痛，腰骶神经根炎。
- 高血压，心绞痛。
- 结膜炎，角膜炎，视神经炎，青光眼，鼻炎，鼻出血，咽炎，喉炎。
- 胃炎，肠炎，肝炎。
- 尿路感染，尿失禁，睾丸炎。
- 功能性子宫出血，乳腺炎。

- 扁桃体炎，颈部淋巴结炎，甲状腺功能亢进。

## 太溪 tàixī

**定位** 在足内侧，内踝后方，当内踝尖与跟腱之间的凹陷处。

**主治**

◎中医病症

- 月经不调，遗尿，遗精，阳痿，小便频数，消渴，泄泻，腰痛。
- 头痛，目眩，耳聋，耳鸣，咽喉肿痛，齿痛，不寐。
- 咳喘，咯血。

◎西医疾病

- 肾炎，膀胱炎，遗尿，遗精，阳痿。
- 牙痛，慢性喉炎，口腔炎。
- 胸膜炎，支气管炎，肺气肿，支气管哮喘。
- 下肢瘫痪，足跟痛，腰肌劳损。
- 头痛，失眠，乳腺炎，心内膜炎，膈肌痉挛，便秘等。

## 委中 wěizhōng

**定位** 在腘横纹中点，当股二头肌腱与半腱肌肌腱的中间。

**主治**

◎中医病症

- 腰痛，下肢痿痹。
- 腹痛，吐泻。

- 小便不利，遗尿。
- 丹毒，瘾疹，皮肤瘙痒，疔疮。

◎西医疾病

- 急性胃肠炎，肠炎，腹痛，痔。
- 坐骨神经痛，癫痫。
- 腓肠肌痉挛，风湿性关节炎。
- 脑血管病后遗症。
- 尿潴留。
- 湿疹，风疹，荨麻疹，牛皮癣，疖疮。
- 中暑，疟疾，鼻出血。

### 膝眼 xīyǎn

**定位** 屈膝，在髌韧带两侧凹陷处，在内侧的称内膝眼，在外侧的称外膝眼。

**主治**

◎中医病症

膝肿痛，脚气。

◎西医疾病

膝关节炎，髌骨软化症。

### 下巨虚 xiàjùxū

**定位** 在小腿前外侧，当犊鼻穴下 9 寸，距胫骨前缘一横指（中指）。

**主治**

◎中医病症

- 小腹痛，腰脊痛引睾丸。
- 泄泻，痢疾，乳痈。
- 下肢痿痹。

◎西医疾病

- 急、慢性肠炎，急、慢性肝炎，胰腺炎。
- 癫痫，精神病，肋间神经痛。
- 下肢瘫痪，下肢麻痹痉挛。

## 陷谷 xiàngǔ

**定位**　在足背，当第2、3跖骨结合部前方凹陷处。

**主治**

◎中医病症

- 目赤肿痛，面浮水肿。
- 足背肿痛，足痿无力。

◎西医疾病

- 胃炎，肠炎。
- 下肢瘫痪，足扭伤。
- 肾炎，结膜炎，胸膜炎。

## 血海 xuèhǎi

**定位**　屈膝，在大腿内侧，髌底内侧端上2寸，当股四头肌内侧头的隆起处。

**主治**

◎中医病症

- 月经不调，经闭，崩漏。
- 湿疹，瘾疹，丹毒。

◎西医疾病

- 功能性子宫出血，子宫内膜炎。
- 湿疹，荨麻疹，皮肤瘙痒症，神经性皮炎。
- 睾丸炎，贫血，下肢溃疡，膝关节炎。

### 阳陵泉 yánglíngquán

**定位**　在小腿外侧，当腓骨头前下方凹陷处。

**主治**

◎中医病症

- 黄疸，口苦，呕吐，胁肋疼痛。
- 下肢痿痹，膝髌肿痛，脚气，落枕，肩痛。
- 小儿惊风。

◎西医疾病

- 膝关节炎及周围软组织疾病，下肢瘫痪，踝扭伤，肩周炎，腰扭伤，臀部肌内注射后疼痛。
- 肝炎，胆结石，胆绞痛，胆道蛔虫病，习惯性便秘。
- 高血压病，肋间神经痛。

## 阴陵泉 yīnlíngquán

**定位** 在小腿内侧，当胫骨内侧髁后下方凹陷处。

**主治**

◎中医病症

- 腹胀，水肿，黄疸，泄泻，小便不利或失禁。
- 阴茎痛，遗精，妇人阴痛，带下，月经不调。
- 膝痛。

◎西医疾病

- 遗尿，尿潴留，尿失禁，尿路感染，肾炎，遗精，阳痿。
- 腹膜炎，消化不良，腹水，肠炎，痢疾。
- 阴道炎。
- 失眠，膝关节炎，下肢麻痹。

## 殷门 yīnmén

**定位** 在大腿后面，当承扶与委中的连线上，承扶下 6 寸。

**主治**

◎中医病症

腰腿痛，下肢痿痹。

◎西医疾病

- 坐骨神经痛，下肢麻痹，小儿麻痹后遗症。
- 腰背、股部炎症。

## 涌泉 yǒngquán

**定位** 在足底部，卷足时足前部凹陷处，约当足底 2、3 趾趾缝纹头端与足跟连线的前 1/3 与后 2/3 交点上。

**主治**

◎中医病症

- 头顶痛，眩晕，晕厥，癫狂，小儿惊风，不寐。
- 便秘，小便不利，遗尿，阳痿。
- 咽喉肿痛，舌干，失音。
- 足心热。

◎西医疾病

- 昏迷，癫痫，精神病，头痛，失眠，眩晕，晕车，晕船。
- 咽炎，喉炎，鼻出血。
- 高血压，脑出血，心肌炎。
- 咳嗽，支气管哮喘，支气管炎，急性扁桃体炎。
- 尿潴留，肾炎，遗尿，阳痿。
- 黄疸，风疹，胃痉挛，不孕症，腓肠肌痉挛，足底痛等。

## 照海 zhàohǎi

**定位** 在足内侧，内踝尖下方凹陷处。

**主治**

◎中医病症

- 月经不调，痛经，带下，阴挺，阴痒，小便频数，遗尿，遗精，阳痿，癃闭。

- 咽喉干痛，耳鸣，耳聋，目赤肿痛。
- 痫证，不寐。

◎西医疾病

- 阴道炎，子宫脱垂，遗尿，遗精，阳痿，肾炎，膀胱炎。
- 结膜炎，牙痛，耳鸣，耳聋，慢性喉炎，口腔炎。
- 头痛，脑脊髓膜炎，失眠，癫痫，精神分裂症。
- 下肢瘫痪，踝关节扭伤。

## 足临泣 zúlínqì

**定位** 在足背外侧，第 4、5 跖骨底结合部的前方，小趾长伸肌腱的外侧凹陷处。

**主治**

◎中医病症

- 偏头痛，眩晕，目赤肿痛，目眩，目涩。
- 乳痛，乳胀，月经不调。
- 胁肋疼痛，足跗肿痛。
- 瘰疬，疟疾。

◎西医疾病

- 胎位不正，乳腺炎，退乳。
- 头痛，眩晕，瘫痪，足跟痛，间歇热，呼吸困难。

## 足三里 zúsānlǐ

**定位** 在小腿前外侧，当犊鼻穴下3寸，距胫骨前缘一横指（中指）。

**主治**

◎中医病症

- 胃病，呕吐，噎膈，腹胀，腹痛，肠鸣，泄泻，便秘，痢疾，乳痈。
- 虚劳羸瘦，咳嗽气喘，心悸气短，头晕。
- 不寐，癫狂。
- 膝痛，下肢痿痹，脚气，水肿，月经不调。

◎西医疾病

- 急、慢性胃肠炎，胃痉挛，胃、十二指肠溃疡，胃下垂，肠炎，痢疾，急、慢性胰腺炎，阑尾炎，肠梗阻，肝炎，消化不良，小儿厌食。
- 高血压，冠心病，心绞痛，贫血，风湿热。
- 支气管炎，支气管哮喘。
- 肾炎，膀胱炎，遗尿，阳痿，遗精。
- 功能性子宫出血，盆腔炎。
- 头痛，失眠，神经衰弱，小儿麻痹，面神经麻痹，脑血管病，癫痫。
- 眼疾，口腔疾患，耳聋，耳鸣。

# 参 考 文 献

1. 罗才贵. 实用中医推拿学[M]. 成都：四川科学技术出版社，2004. 20 – 71.

2. 程爵棠，程功文. 点穴疗法治百病[M]. 2 版. 北京：人民军医出版社，2006. 122 – 145.

3. 杨秀惠. 点穴疗法[M]. 北京：中国中医药出版社，1998. 12 – 19.

4. GB/T 12346 – 2006，腧穴名称与定位[S]. 北京：中国标准出版社，2006.

5. 顾加乐. 推拿学[M]. 长沙：湖南科学技术出版社，2002. 76 – 125.

6. 俞大方. 推拿学[M]. 上海：上海科学技术出版社，1985. 40 – 56.

7. 罗云坚. 常见病中西医结合诊疗常规[M]. 广东：广东科技出版社，2003. 1 – 234.